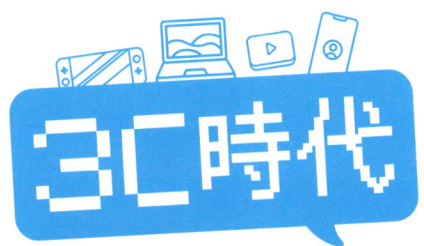

資深眼科醫師
焦永紅(主編) • **浦佳寧**(副主編)

孩子護眼全攻略

眼科醫師教你**用眼好習慣**，透過<u>趣味遊戲</u>
＋<u>眼部保健操</u>，找回孩子**優視力**。

3C時代 孩子護眼全攻略：

眼科醫師教你用眼好習慣，透過趣味遊戲＋眼部保健操，找回孩子優視力。

作　　　　者｜	焦永紅（主編）、浦佳寧（副主編）
社　　　　長｜	林宜澐
總　編　　輯｜	廖志墭
副　總　編　輯｜	葉菁燕
選　書　執　行｜	Carol Yeh
封面內頁設計｜	張芷瑄
出　　　　版｜	蔚藍文化出版股份有限公司
	地址：110408 台北市信義區基隆路一段176號5樓之1
	電話：02-2243-1897
	臉書：https://www.facebook.com/AZUREPUBLISH/
	讀者服務信箱：azurebks@gmail.com
總　經　　銷｜	大和書報圖書股份有限公司
	地址：248020 新北市新莊區五工五路2號
	電話：02-8990-2588
法　律　顧　問｜	眾律國際法律事務所
	著作權律師：范國華律師
	電話：02-2759-5585
	網站：www.zoomlaw.net
印　　　　刷｜	世和印製企業有限公司
Ｉ　Ｓ　Ｂ　Ｎ｜	978-626-7275-45-0
定　　　　價｜	450元
初　版　一　刷｜	2024年11月

國家圖書館出版品預行編目(CIP)資料

3C時代孩子護眼全攻略：眼科醫師教你用眼好習慣，透過趣味遊戲＋眼部保健操，找回孩子優視力。/焦永紅(主編)、浦佳寧(副主編). -- 初版. -- 臺北市：蔚藍文化出版股份有限公司, 2024.11
面；　公分
ISBN 978-626-7275-45-0(平裝)

1.CST: 眼科 2.CST: 眼部疾病 3.CST: 視力保健

416.773　　　　　　113012816

版權聲明

中文繁體版透過成都天鳶文化傳播有限公司代理，由中國輕工業出版社有限公司授予蔚藍文化出版股份有限公司獨家出版發行，非經書面同意，不得以任何形式複製轉載。

◎ 版權所有・翻印必究。本書若有缺頁、破損、裝訂錯誤，請寄回更換。
◎ 本書旨在為廣大讀者提供日常保健參考，期間若有不適狀況，建議您應諮詢專業醫師。

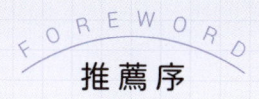

簡明易懂、破解眼科迷思，
是孩子照護眼睛的保健指南

　　只要到了開學季，眼科門診大量湧現焦急的家長與天真可愛的孩童們，因為學校的視力檢查結果不良，所以家長們心急如焚地來找我詢問各種問題：「為何小孩點了散瞳劑還是會近視？」、「小孩如果現在戴上眼鏡，以後是不是一輩子戴眼鏡了？」種種家長急切的詢問語句，與小孩天真爛漫的哭聲或笑聲充滿了整個診間，這些聲音像是定身術的咒語一樣，把身為專業醫師的我釘在診間椅上動彈不得，有時候也哭笑不得，除了耐心地逐一回答以外，並且也在內心感嘆，原來臺灣家長的孩童視力保健知識仍是相當不足，有些焦急其實不必要，但也有些狀況是父母有機會早期發現卻疏忽了，導致孩童視力一輩子的缺憾。

　　也許應該有一本簡明易懂，詳述正確孩童視力保健知識的書，可以先發給在診間外面排隊的家長們閱覽一番。然後就遇到《3C時代孩子護眼全攻略》出版了，書中用簡明流暢的風格，將艱澀的眼科知識轉化成淺顯易懂的文字，輔以條理分明的表格，再加上手繪風但不馬虎的解說圖與可愛的插圖，讓整本書內容易於吸收。本人尤其推薦書中的PART 1「孩子眼睛生病了，經常有哪些徵兆？」讓家長們可以及早警覺孩子眼睛的異狀，達到早期發現、早期治療之目的，以拯救更多孩童的眼睛，並且也幫家長理解哪些情形是不必焦慮的。PART 4「孩子近視了怎麼辦？看看眼科醫師這樣說」，則是很好地整理了孩童近視相關知識，幫助家長破解許多近視迷思。

　　這是一本值得每位家長擁有的書，並得以順利陪伴孩子的眼睛健康成長，誠心推薦給大家。

桃園大興諾貝爾眼科執行院長　林宜鴻（鴻眼醫生）

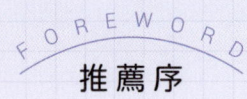

實用性強、易於操作，值得家長信賴的護眼指導手冊

「醫師，我的小孩近視 500 度，這樣視力多少？」、「我的小孩近視 0.3，這樣度數多少？」這是診間家長常常詢問的話，儘管之中含納了謬誤，但凸顯在 3C 世代，家長對於小孩視力的重視。然而礙於診間繁忙，一些專業字詞的校正，一時片刻也無法全然灌輸給家長。

本書由北京同仁醫院眼科專家精心編撰，結合多年的臨床經驗與最新的研究成果，針對兒童視力保護提供全面而實用的建議。書中的內容通俗易懂，無論是醫學背景的家長，還是對護眼知識一知半解的新手父母，都能輕鬆上手，迅速掌握護眼要領。

在現今數位科技無處不在的時代，孩子們的成長環境充滿電子螢幕，從電視、電腦到手機和平板，3C 產品已成為現代生活的重要組成。然而，隨之而來的視力問題也日益嚴重。越來越多的孩子過早地戴上眼鏡，近視、散光、弱視等視力問題不僅影響他們的學習和生活，還可能對孩子未來的健康產生長遠的影響。

書中內容結構清晰，涵蓋了五大方面的護眼知識。首先，作者詳細介紹了如何判斷孩子眼睛的健康狀況，幫助家長及早發現視力問題。這一部分的內容淺顯易懂，透過簡單的測試和觀察方法，家長可以輕鬆掌握孩子視力的基本情況，避免錯過最佳控制時機。其次，本書強調創造良好用眼環境的重要性。書中提供了許多具體的建議，如合理調整照明、選擇適當的學習桌椅等，幫助家長為孩子打造一個有利於視力保護的生活環境。

此外，書中還含納視力保健的六大謬誤，透過淺顯易懂的內容，打破迷思，掌握護眼要領。還提供實用性的視力保護方法和遊戲。這些方法和遊戲簡單易操作，家長可以輕鬆融入到日常生活中。透過這些活動，孩子們可以在娛樂中強化視力，養成良好的用眼習慣，這對於長期的視力健康至關重要。

　　本書對於近視的預防和改善措施也進行深入探討，並針對兒童期常見的視力問題，如散光、弱視、遠視、斜視等，提供具體的控制措施。這些內容不僅適合家長參考，也是臨床醫師平時為孩童視力檢查與治療的重點。透過本書，藉由豐富的圖片、深入淺出的文字，將醫師想要傳達給家長的內容表達出來，極富參考價值。

　　《3C 時代孩子護眼全攻略》是一本值得信賴的護眼指導手冊，為家長們提供全方位的視力保護建議。實用性強，易於操作，家長從中可以更瞭解如何在日常生活中保護孩子的視力，為孩子未來的學習和生活打下堅實的基礎。

南港諾貝爾眼科副院長　邱薰儀

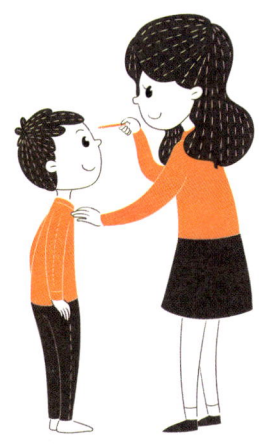

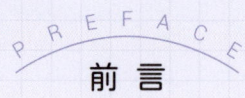

陪孩子一起守護視力健康

　　眼睛是心靈的窗戶，更是兒童認知學習的主要輸入口。讓孩子擁有一雙炯炯有神的眼睛，是每位家長的期盼。然而近幾年，由於學齡兒童過早地接觸電子產品，再加上繁重的課業負擔導致用眼過度，許多兒童的視力呈現嚴重的下降趨勢。

　　根據國民健康署106年「兒童青少年視力監測調查」結果統計，幼兒園小班近視盛行率為6.9%、大班為9.0%，國小一年級新生就有高達19.8%的近視率，小六生更高達70.6%，WHO資料顯示，全球有8%至62%人口近視，亞洲尤其嚴重，其中臺灣未滿18歲近視占比高達87%，位居世界第一。國健署在107年提出的兒童視力篩檢及矯正指引，6歲以前是幼兒視力發展的關鍵期，3~6歲是弱視、斜視與閃光的治療黃金期。

　　近視會導致遠視力下降，在日常生活中頻繁出現視覺疲勞的狀況，嚴重影響兒童的生長發育和對課程知識的學習。另外，因社會發展需要，有些職業因其特殊性對視力有要求，許多人因為視力不良而無法從事這些職業，成為一生的遺憾。可見，視力下降不僅影響孩子的外表，還關係著孩子的前程和未來，所以從小保護視力刻不容緩！

　　兒童期是保護孩子視力的關鍵期，童年的視力狀況往往會伴隨孩子的一生，正確的用眼習慣、必要的戶外運動，以及特定的視力強化訓練，尤其必要。

　　本書由北京同仁醫院眼科專家編寫，專為關心孩子視力健康的家庭設計，讓家長在控制孩子視力下降的過程中少走彎路；使孩子從小培養良好的用眼習慣，為將來的人生和事業打下良好基礎。書中融合眼科專家多年的臨床經驗，結合臨床醫案，重視實際操作，將兒童護眼知識描述得淺顯易懂。內容主要包括五大方面：如何判斷孩子眼睛出了什麼問題、怎樣保護孩子視力並創造好環境、科學有效的視力保護方法和簡單易操作的視力保健遊戲、如何預防和改善近視，以及兒童期常見的散光、弱視、遠視、斜視等問題的具體控制措施。

　　孩子視力的保護任重而道遠，別讓近視等視力問題給孩子的人生設限。衷心希望本書能為兒童視力保健帶來全新的啟發，提供孩子一個明亮的世界！

兒童眼科常見的10個問題

預防近視最有效的方法是什麼？

A 科學研究發現，充足的戶外活動能夠預防近視發生。天氣晴朗、光照良好的情況下，每天維持 2 小時戶外活動，每週累計 10 小時以上的戶外活動可以降低高強度近距離用眼的不良影響。即使父母雙方都近視，每週戶外活動 10 小時以上，對孩子視力仍有明顯的保護作用。需要注意的是，戶外活動不等於體育運動，應選擇看遠處多的活動方式為宜，比如放風箏、散步、打羽球等。

遠視儲備是什麼？保護好遠視儲備有什麼益處？

A 一般情況下，新生兒的眼球為遠視狀態，平均為 300 度左右，這種生理性遠視稱為遠視儲備。隨著生長發育，兒童青少年的遠視度數逐漸降低，一般到 15 歲左右發育為正視眼，這個過程稱為正視化。如果過早過多近距離用眼，有些兒童在 6 歲之前就可能用完了遠視儲備，則在日後很容易發展為近視。所以越早保護孩子的遠視儲備，近視的發生率就會越低。

把電腦螢幕調成綠色，就能讓孩子不近視嗎？

A 不管螢幕是什麼顏色，用手機和電腦都屬於近距離用眼。保護孩子視力，或是要經常遠眺，讓眼睛得到充分的休息。

看電子產品時，戴防藍光眼鏡對預防近視有效嗎？

A 有很多媒體宣傳，兒童佩戴防藍光眼鏡可以保護視力，使用電腦、手機就不會得近視，並宣稱對已患有近視的兒童視力恢復也有幫助。其實不然。孩子視力下降，是由於長時間近距離注視物體，屈光系統或眼軸發生變化，從而影響視力。因此，佩戴防藍光眼鏡不能減緩近視進程。

以形補形，能預防近視嗎？

A 在網路上有很多關於近視食療的錯誤資訊，比如吃羊肝明目、吃魚肝油養眼、吃什麼補什麼（如吃魚眼、羊眼等可以「補眼」）。其實，這些動物的眼睛內含有膠原蛋白以及少量的 DHA。DHA 在嬰幼兒奶粉裡經常被提到，它對增強大腦記憶力和思考能力有一定幫助，對眼睛並沒有太大幫助，而且這種物質在動物眼睛中含量很少，不足以達到真正的「補眼」效果。

孩子要上網學習，又擔心孩子的視力，怎麼辦？

A 前幾年疫情期間停課不停學，不少學校進行網路授課。學生上網學習時面對的不是電腦就是手機，要長時間盯著電子螢幕。家長擔心孩子視力下降，如何做才能有效地護眼呢？

- 縮小螢幕與背景光差，螢幕的亮度和房間背景光相差太大，容易引起眼睛的疲勞，建議螢幕和窗戶是側向，螢幕光線不要太亮。
- 每看螢幕 30 分鐘，眼睛要休息 10 分鐘，休息時要在自然光線下遠眺，家長可以陪孩子玩 10 分鐘遠眺的遊戲，或讓孩子在陽臺、窗戶邊遠眺 10 分鐘。

孩子近視了，一定要戴眼鏡嗎？

A 孩子近視後是否需要佩戴眼鏡，主要取決於近視對裸眼視力造成的影響。如果只是處在假性近視或者低度近視的狀態（50 度以內），對裸眼視力影響比較小，不影響正常的學習和生活，這種情況可以不用佩戴眼鏡。平時保持良好的用眼習慣，避免過度用眼，減少電子產品使用時間，適當增加戶外運動時間，都可以讓眼睛處於相對舒適的狀態。但是如果近視的度數比較大，對裸眼視力造成的影響特別明顯，已經影響正常的學習和生活，就需要佩戴眼鏡了。

- 如果選擇有框眼鏡或功能性離焦眼鏡，建議持續佩戴，避免時戴時拿下，以便控制近視進展的速度。
- 如果選用角膜塑型片進行治療，白天不需戴眼鏡，晚上就堅持佩戴，並定期到醫院進行複查，在醫生的指導下使用。

什麼樣的戶外運動能有效護眼？

A 在空曠、通風、人員不密集的地方增加戶外運動有利於預防近視，比如放風箏、打羽球、登山等。

放風箏時，風箏可以吸引孩子的注意力，孩子的眼睛不由自主地處於遠眺的狀態，使睫狀肌得到放鬆、休息；在打羽球時，雙眼會自然地跟隨羽球運動，能有效改善睫狀肌的緊張程度；在登山的過程中，眼睛既要關注腳下的山路，又要眺望遠處的風景，會進行遠近調節，在調節的過程中，眼部能夠得到充分的放鬆。

讓孩子多曬太陽，對眼睛有什麼幫助？

A 太陽光能刺激多巴胺分泌，多巴胺具有抑制眼軸增長的作用，可延緩近視發展。建議每天最好能在陽光下活動 2 小時以上。

弱視的孩子，戴上眼鏡就能看清楚嗎？

A 弱視兒童即便戴眼鏡也看不清楚，這主要由弱視的特點決定的。弱視是指在視覺發育期內，眼睛沒有得到足夠的光線刺激，導致單眼或雙眼最佳矯正視力低於正常，透過佩戴眼鏡也不能讓視力達到正常。一旦發現孩子弱視，家長一定要配合眼科醫生，在視覺發育期內根據病因積極治療，並進行弱視訓練，促進兒童視功能正常發育。

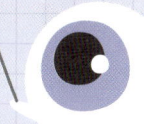

CONTENTS 目錄

推薦序：簡明易懂、破解眼科迷思，是孩子照護眼睛的保健指南
　　　── 桃園大興諾貝爾眼科執行院長 林宜鴻（鴻眼醫生） / 03
推薦序：實用性強、易於操作，值得家長信賴的護眼指導手冊
　　　── 南港諾貝爾眼科副院長 邱薰儀 / 04
前言：陪孩子一起守護視力健康 / 06
兒童眼科常見的10個問題 / 07

PART 1　孩子眼睛生病了，經常有哪些徵兆？

父母如何判斷孩子視力出現問題？ / 16
孩子看電視、寫作業愛歪頭 / 16
孩子總是喜歡瞇眼看東西 / 17
孩子走路總愛撞東西、跌倒 / 19
突然對喜歡的繪本失去興趣，總是說看不清楚黑板 / 21

視力好壞，關鍵在兒童期 / 23
學齡前後是培養孩子好視力的重要時刻 / 23
熟悉孩子各階段的視覺發育規律 / 24
影響孩子視力發育的因素 / 27
孩子視力不好，不只影響外表 / 28
視力好壞與大腦發育相關 / 29
幫助孩子度過近視高風險期 / 30

做好眼部檢查，可以預防眼睛生病 / 31
掌握眼部檢查的最佳時機 / 31
不同年齡層的視力檢查法 / 32
不同年齡孩子的視力標準 / 33

常見眼疾越早知道越好 / 36
孩子出現這些症狀，爸媽就要注意 / 36
先天性眼疾早發現早治療 / 37
斜視：「斜眼、對眼」不好看 / 38
弱視：一隻眼睛偷懶了 / 40
屈光不正：真的看不清楚了 / 42
近視先辨真假再治療 / 44

專題1：認識眼睛的各部位名稱 /45
專題2：不同視力記數法對照表 /46

PART 2 好習慣＋好環境，是孩子視力佳的基礎

為孩子營造保護視力的家庭環境 /48
悉心關照孩子的「視力銀行」 /48
引導孩子正確用眼，做到「3個20」 /49
孩子愛玩手機、愛看電視，怎麼辦？ /50
多帶孩子出去玩，目浴陽光能護眼 /52
為孩子挑選適合的燈具 /53
書桌椅的選擇，會影響孩子的視力 /54
孩子在家學習，如何做好用眼規律？ /56

用眼好習慣，預防孩子視力下降 /59
課業這麼重，怎麼保護視力？ /59
養成經常活動眼球的習慣 /60
開學了，先學姿勢，再學知識 /61
握筆姿勢，比你想像得更重要 /62
使用電腦，應注意的用眼習慣 /63
打乒乓球，對孩子視力有幫助嗎？ /64
對孩子視力有幫助的戶外活動 /65
眼神鍛鍊法：讓孩子的眼睛炯炯有神 /65
睡眠時間與孩子視力的影響 /66
使眼睛更明亮的食物 /67
孩子適合看3D電影嗎？ /70

孩子視力保健的六大謬誤 /72
謬誤1　孩子出現遠視馬上治療 /72
謬誤2　戴眼鏡會讓眼睛變形 /72
謬誤3　眼藥水能夠緩解視覺疲勞 /72
謬誤4　視力檢查和屈光度檢測是一樣 /73
謬誤5　近視沒關係，長大後做手術就行 /73
謬誤6　眼鏡戴上，就無法拿下來了 /73

專題：為孩子建立視力追蹤檔案 /74

CONTENTS 目錄

PART 3 趣味遊戲＋新型眼球保健操，科學有效易操作

提升孩子視力的趣味遊戲 /76
- 眼球運動遊戲：提高眼睛的活力 /76
- 追蹤遊戲：訓練追視能力 /78
- 數位圖案遊戲：訓練動態視力 /79
- 食指遊戲：提高視覺靈敏度 /80

新型眼球保健操，簡單操作護眼好 /81
- 科學有效的眼球保健操 /81
- 隨時隨地都能做的眼內瑜伽操 /83
- 眼睛也要做做健康操 /84

專題：晚上學習的養眼小訣竅 /86

PART 4 孩子近視了怎麼辦？看看眼科醫生這樣說

瞭解近視真相，揭開眼睛的神祕面紗 /88
- 為什麼現在的小學生特別容易近視？ /88
- 你家孩子屬於哪種類型的近視？ /91
- 單純性近視，沒有想像中那麼可怕 /92
- 低度近視雖然不可怕，但影響也很大 /94
- 最終是否近視，由眼軸長短決定 /95
- 拒絕早發性近視：近視的年齡越小，問題越嚴重 /98

真假近視傻傻分不清，掌握分辨第一步 /100
- 把假性近視當成真性近視，會影響孩子未來的生活和職業選擇 /100
- 判斷孩子近視常用哪些方法？ /101
- 父母看得懂驗光單，心中才踏實 /103
- 散瞳對眼睛有壞處嗎？ /105
- 科學應對，讓孩子遠離假性近視 /106

孩子有假性近視怎麼辦？ /108
- 關於假性近視與真性近視 /108

自然療法穴位按摩,改善假性近視 /110
貝茨視力訓練法:改善雙眼調節功能 /112
晶狀體運動操:「近用」與「遠眺」結合 /114

孩子近視了,如何配眼鏡? /115
近視眼鏡的選擇重點 /115
成人配鏡和兒童配鏡有什麼區別? /116
為什麼兒童配鏡不能快速取件? /117
不喜歡戴有框眼鏡,戴隱形眼鏡可以嗎? /118
孩子配完眼鏡,就一勞永逸了嗎? /120
孩子第一次配鏡頭暈,是不是度數配高了? /121
防藍光眼鏡的正確佩戴方式 /122
OK 鏡改善近視,作用究竟大不大? /124

改善孩子近視的有效方法 /126
讓近視的孩子放鬆心情 /126
矯正孩子近視也有「黃金期」 /128
三個階段三種治療,及早迎戰近視 /129
阿托品對於預防近視加深有什麼幫助? /131
平衡左右腦遊戲:改善視力的第一步 /133
運動遊戲:提高視覺靈敏度 /134

高度近視,不僅是近視度數深這麼簡單 /135
高度近視到底哪裡可怕? /135
高度近視會不會遺傳給下一代? /137
高度近視的科學治療方法 /139

專題:攻破關於近視的謠言 /140

> **視力筆記:**
> 「國際標準視力表」採用小數記法(臺灣眼科檢查常用,本書皆以此標示);另一種「標準對數視力表」採用五分記法。透過第 46 頁的「不同視力記數法對照表」,可以對照出小數記法 1.0 等於五分記法 5.0。

PART 5 散光、弱視、遠視、斜視，同樣不能忽視

散光不可輕視，需格外小心 /142
- 散光是什麼？ /142
- 散光有哪些類型？ /143
- 孩子散光如何判斷？ /145
- 孩子散光，家長要注意什麼？ /147
- 改善視覺疲勞的遊戲有哪些？ /150

弱視是眼睛看東西的能力變弱嗎？ /152
- 導致弱視的常見原因 /152
- 弱視的診斷標準 /153
- 弱視是不是戴眼鏡就能解決？ /155
- 早期弱視 90% 可以治癒 /157
- 弱視治療效果在於持之以恆 /158
- 改善弱視的特定遊戲有哪些？ /159

遠視究竟是怎麼回事？ /161
- 遠視正常與不正常的判斷方法？ /161
- 治療遠視，臨床常用的方法 /162

斜視只是斜著頭看東西嗎？ /164
- 斜視是什麼？ /164
- 掌握這些重點，在家也能發現孩子患斜視 /166
- 不要一說到斜視手術，就心驚膽戰 /167
- 臨床上治療斜視的新方法 /169
- 聚散球訓練：鍛鍊眼肌、改善斜視 /170
- 遮蓋療法改善斜視 /171
- 配鏡矯正斜視性的屈光不正 /172

專題：色盲和色弱是怎麼回事？ /173

附錄　眼部保健操 /175

PART

1

孩子眼睛生病了，經常有哪些徵兆？

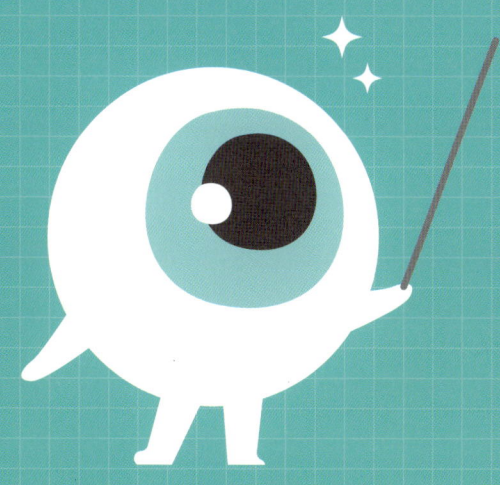

父母如何判斷孩子視力出現問題？

孩子看電視、寫作業愛歪頭

許多家長發現，孩子平常看東西頭是正的，但是在集中精神看東西時，就會把頭歪向一側，這究竟是怎麼回事呢？

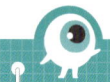

典型案例

孩子看電視經常歪頭的真相

歡歡上小學二年級，在春節家庭聚會時，細心的叔叔發現歡歡看電視不僅離得很近，還總喜歡歪著頭，叔叔提醒歡歡的媽媽，要當心孩子視力有問題。歡歡媽媽聽了叔叔的建議，帶著歡歡到醫院檢查視力。檢查結果顯示，歡歡這種情況需要儘快矯正。

☀ 頭偏一邊視物

孩子平時頭位正常，眼位和眼球運動、屈光等各項檢查都沒有異常，但是在專心看電視、手機等電子產品的時候，出現面部向一側偏斜，雙眼側看向前凝視，這種現象為頭偏一邊。有可能是屈光不正引起的，也有可能是不良的視物習慣所致。

出現這種情況建議儘早去醫院進行治療，日常生活中要保持正確的坐姿，在使用電子產品時保持適當的距離，定期去醫院檢查視力和眼位。

☀ 孩子經常性歪頭，也有可能存在先天性散光

什麼是散光呢？比如照相機出廠時，如果鏡頭品質不合格，拍出來的照片就有可能是不清晰的。先天性散光的孩子，就是角膜這個「照相機鏡頭」從出生的時候就存在異常，因此看到的物體是有重影的。不同孩子散光軸位有差別，有的孩子會透過側頭視物找到看東西最清晰的角度，而表現為經常性歪頭。

☀ 發現孩子經常性歪頭，怎麼辦？

由於斜視導致孩子歪頭（眼性斜頸），時間一久會對孩子產生很嚴重的後果。在發育過程中如果經常歪頭，孩子的脊柱、面頰、牙齒有可能出現變形。因為孩子的頸部、牙齒和面部很柔嫩，骨骼還沒有完全發育定型，一旦因眼性斜頸導致變形，長大以後即使斜視可以靠戴眼鏡或手術矯正，但面部、頸部變形卻不能改變。因此，家長一旦發現孩子經常歪頭看東西，要立刻帶孩子到醫院去檢查，排除斜視的可能。如果有斜視，則需要儘快手術。

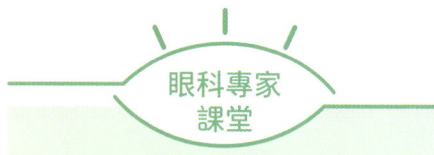

眼科專家課堂

孩子看東西經常歪頭，需要去哪些科檢查？

如果孩子看東西歪頭，要到三個科室去檢查：第一，到骨科檢查頸椎有無問題；第二，到外科檢查是否為外科斜頸；第三，也是最關鍵的，要到眼科檢查眼睛有無問題。以免發生漏診和誤診。

孩子總是喜歡瞇眼看東西

生活中，有的孩子總喜歡瞇著眼睛看東西。不少家長認為這是孩子的習慣使然，其實這常常是孩子眼睛出現問題的徵兆。

☀ 經常瞇眼看東西的原因

先天性近視的孩子容易出現弱視,瞇眼視物的表現不多見。學齡期近視的孩子瞇眼視物較常見。

有的孩子在看電視看不清時,會無意識地瞇起眼睛。而當孩子瞇起眼睛時,物像就清晰了,這是什麼原因呢?有一種科學現象,稱作「針孔成像」,其原理如圖所示。

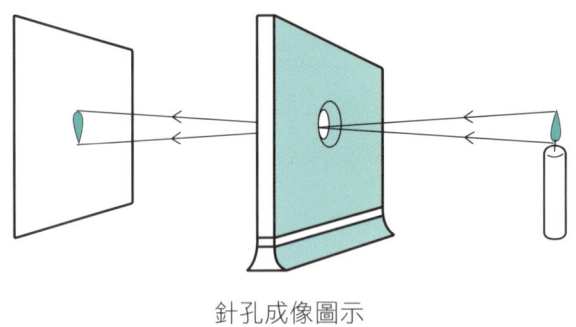

針孔成像圖示

孩子瞇眼睛,就相當於戴了一個微型眼鏡,同時眼瞼對眼球會造成一定壓力,暫時改變角膜的屈光度,因此視力就會暫時提高。

透過瞇眼來克服看不清楚是暫時的,如果不為孩子佩戴適合度數的眼鏡,時間長了,會引起眼睛睫狀肌的痙攣,並延誤近視的矯治時機,可能導致近視度數不斷地加深。

☀ 孩子經常瞇眼看東西,家長要警覺

如果發現孩子經常瞇眼睛看電視,家長應該提高警覺,帶孩子到醫院做視力檢查,判斷孩子是否存在近視或散光等屈光不正的問題,如果確實有屈光不正,需要遵行醫囑及時進行配鏡治療。

孩子走平路總愛撞東西、跌倒

走路跌倒對於剛剛學習走路的孩子來說，是一件平常的事情。摔一跤爬起來繼續走，在多次練習後走路會更加平穩。但是也有一部分孩子，四五歲後走路依然愛跌倒。這是因為孩子粗心大意、走路不小心嗎？不一定！如果孩子頻繁出現走路跌倒、腳步發飄、奔跑時停不住等現象，家長需要重視，有可能是孩子視力出現了問題。

孩子走路時總愛跌倒，很可能是屈光參差引起的，屈光參差可能會引起弱視，孩子立體視的發育也會受到影響。

☀ 屈光參差是怎麼回事？

每個孩子不是自出生，雙眼都會得到同步的發育。雙眼發育正常的孩子雙眼視力都很好；雙眼發育不正常的孩子可能出現一隻眼睛視力好，另一隻眼睛視力並不好。比如在臨床上，有些孩子一隻眼睛近視100度，另一隻眼睛近視可達300度甚至500度，這種雙眼近視或遠視的度數相差超過150度，或雙眼散光度數相差超過100度的情況就稱為屈光參差。

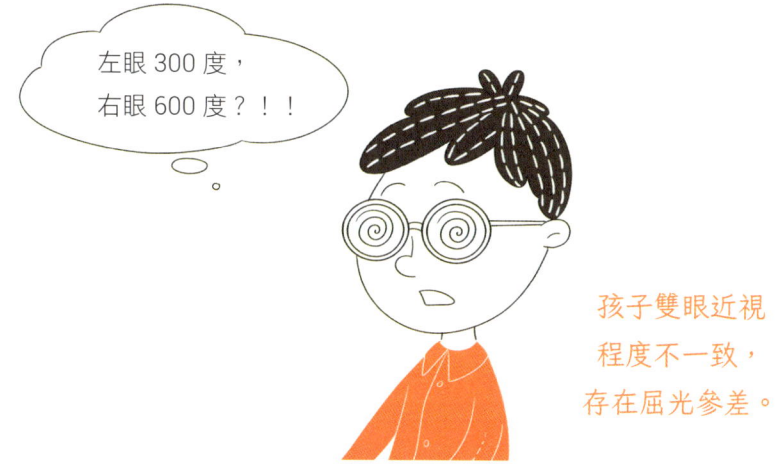

孩子雙眼近視程度不一致，存在屈光參差。

屈光參差的孩子，自己不能感知這種缺陷，因為自出生以後，他就以為這是正常情況。可是每次看電視的時候，一隻眼看得清楚、一隻眼看不清楚，兩隻眼睛總是在「打架」，大腦接收到兩個眼睛的視覺信號也是一個清楚、一個模糊，無法將雙眼信號融合成一個完整的圖像，就會捨棄模糊信號，度數高的眼睛長期受抑制，不能正常發育而形成弱視。立體視是建立在雙眼都能看清楚的基礎上，所以屈光參差的孩子沒有正常的雙眼立體視，容易出現跌倒等情況。

☀ 許多屈光參差的孩子，錯過了最佳治療時間

有不少六七歲的學齡兒童，直到上學時，才查出有一隻眼睛是高度近視或高度遠視。因為沒有早發現，所以孩子一直用一隻眼睛看東西，導致患了重度弱視卻沒有接受治療，錯過了寶貴的最佳治療時間。

患屈光參差的孩子，只要在視覺發育期及時矯正，是能提高視力並建立雙眼視覺的，但如果錯過視覺發育期，則可能造成終生的遺憾。

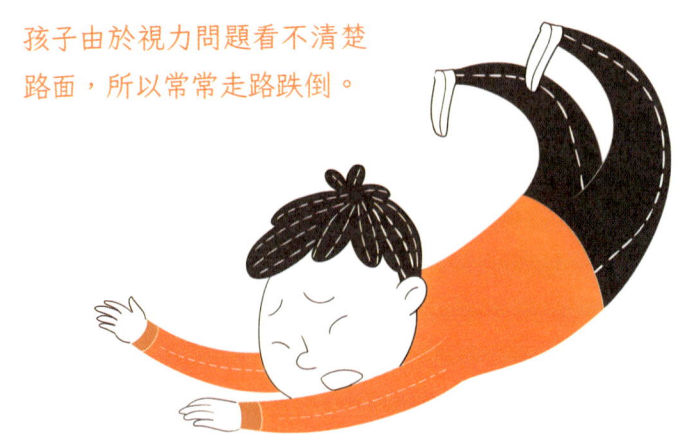

孩子由於視力問題看不清楚路面，所以常常走路跌倒。

突然對喜歡的繪本失去興趣，
總是說看不清楚黑板

孩子突然對喜歡的繪本失去了興趣，或者總是說自己看不清楚黑板，學習成績也隨之下降。出現這兩種情況時，家長應該重視。

☀ 坐車看繪本，對孩子視力有哪些影響？

有些家長發現，孩子突然對平時喜歡的繪本失去興趣，或翻看繪本的時候，眼睛離書越來越近，這很可能是近視的先兆。造成近視的主要原因是家長喜歡讓孩子坐車時看繪本。

有些家長帶著孩子坐車出去玩，在車上為了避免孩子哭鬧，就塞一本繪本給孩子看。但是在車上看繪本，孩子的眼睛處於動態中，需要不時地動用眼內的調節系統來調整這種視覺差，以此來獲得最佳視力，就像是坐在賓士的馬背上拍照，為了拍出清晰的畫面需要不斷調整焦距。經常動用調節系統的後果是導致視覺疲勞，眼睛過度調節而產生痙攣，最終可能導致近視。所以不要讓孩子在車上看繪本。

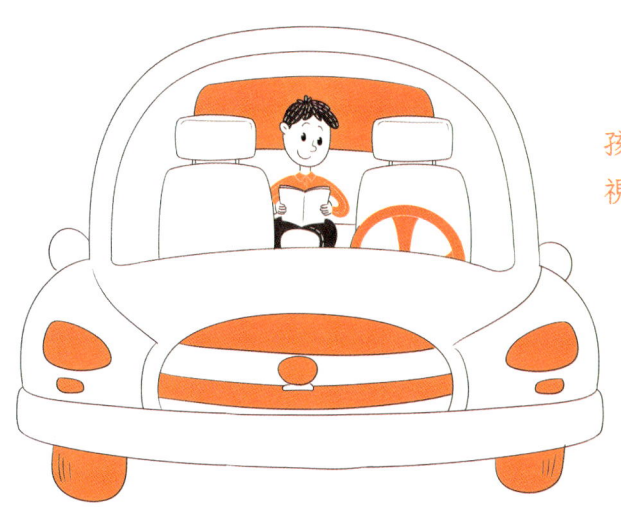

孩子坐在車上看繪本，
視力很容易受到損傷，
這種行為不可取。

☀ 孩子抱怨看不清楚黑板，有可能是用眼疲勞

如果孩子時常抱怨教室光線太暗，或者黑板反光看不清楚；常常需要借用他人的筆記，考試時經常看錯題，學習成績無緣無故下降；特別是當孩子不願意學習且無法準確表達原因時，家長千萬不要一味覺得孩子是不聽話、不想認真學習，而要仔細詢問原因，因為有可能是孩子的視力出現問題，比如屈光不正，要及時帶孩子到醫院進行檢查和治療。

☀ 常做簡易手指操，緩解眼疲勞、保護視力

手指操是以手指為注視點，讓眼睛在近看和遠眺之間交替切換，使眼內肌和眼外肌聯合運動，以此防治近視的眼保健操。手指操有兩種做法，適合兒童自己訓練。

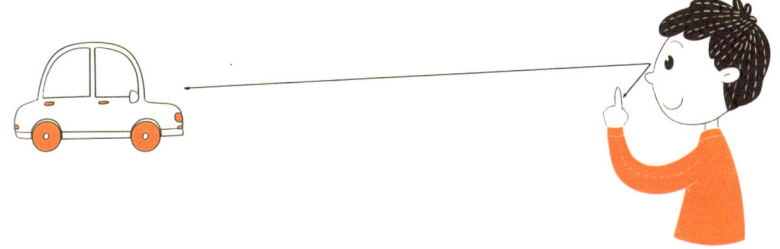

有遠目標的手指操	選定一個 10 公尺遠的目標，右手食指伸直，放在兩眼下前方 15~25 公分處。兩眼交替注視眼前手指和 10 公尺遠的目標各 10 秒，做 10 次。
無遠目標的手指操	如果在室內沒有 10 公尺遠目標，右手食指伸直放在兩眼下前方 15~25 公分處。兩眼交替注視手指和想像中的遠目標；或者將手指上下左右移動，兩眼隨手指運動。此方法隨時隨地可練，簡單易行，可以鍛鍊眼外肌。

視力好壞，關鍵在兒童期

學齡前後是培養孩子好視力的重要時刻

☀ 過早使用電子產品，導致孩子視力下降的主要原因

兒童期是人生成長中的重要階段，尤其是在學齡前後，各組織器官功能均處於生長發育的關鍵時期。與其他器官一樣，眼睛也是逐漸發育成熟的。在這個階段，視功能逐步形成和成熟，視覺系統有相當大的可塑性，因此，必須重視兒童期視力的發育。

嬰兒剛出生時，眼球通常是扁圓的，眼軸長度約為 16.5 毫米（mm），所有寶寶都處於生理性遠視狀態。隨著成長發育、眼球增大、眼軸逐漸拉長、晶狀體逐漸變扁、角膜逐漸變平，在相互協調下，遠視度數逐漸降低。進入學齡期後，孩子的遠視逐漸消失，視力可達到 1.0[1]，成為正視眼。

如果在視力發育期間，孩子過早、過度地使用電子產品，或者戶外活動時間不足，就會導致眼軸發育過快，與晶狀體變扁、角膜變平無法協調，眼睛就很容易發展成近視。

---

[1] 「國際標準視力表」採用小數記法（臺灣眼科檢查常用，本書皆以此標示）；另一種「標準對數視力表」採用五分記法。透過第 46 頁的「不同視力記數法對照表」，可以對照出小數記法 1.0 等於五分記法 5.0。

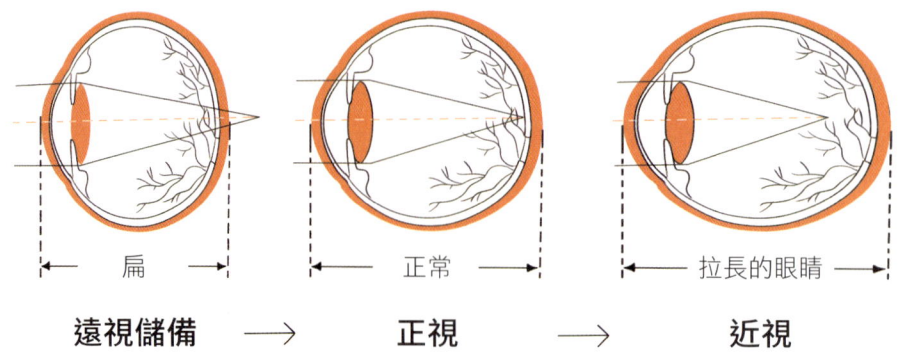

☀ 抓住孩子改善視力的黃金期

兒童期出現的不良影響因素會妨礙視力的正常發育。在此期間，家長要及時發現孩子的視力異常，並採取正確的改善方法，孩子的視力才有可能得到改善。兒童視覺發育到 6 歲左右停止，一旦錯過了這階段，孩子的視力問題就很難解決了。所以視覺發育期是改善孩子視力的關鍵期。

熟悉孩子各階段的視覺發育規律

兒童的視覺發育是一個漸進的過程，視力會隨著年齡的增加及眼球的發育而變化，家長應瞭解孩子各階段的視覺發育規律及其培養重點，給予細緻的呵護，這樣才能使孩子的視力健康發育。

新生兒時期

視覺發育規律： 孩子剛出生的時候只有光感，眼睛發育並不完全，視覺神經尚未成熟，只能看到模糊的影像，瞳孔對光有反應、會眨眼，視力範圍 20~25 公分，視野只有 45 度左右。

視覺培養重點： 在這個階段，注意維持正常光線對眼睛視覺發育的刺激，白天不要因為光線強而故意調暗室內燈光，但夜間睡眠時應關燈。

1~3 個月時期

視覺發育規律： 滿月的孩子已經有了注視與追視的能力，會注視抱他的人，不過無法持續太久，眼球容易失去協調。開始用雙眼追視移動的物體，追蹤功能得以發育。1~3 月齡的孩子對黑白相間的圖形圖案比較感興趣，也可以辨認紅色，對其他顏色還不是很敏感。

視覺培養重點： 在這個階段，應該多和寶寶對視、微笑，進行眼神交流。還可以將黑白卡或玩具放在寶寶眼前 30 公分左右的距離，進行移動，訓練追視。

4~8 個月時期

視覺發育規律： 這個階段孩子的眼睛和身體的協調能力已經相當成熟，能夠自由地抓取物體，並學會雙眼的聚焦和調節，能夠在遠近目標之間準確地轉換焦距，手眼腦的協調能力不斷發育。

視覺培養重點： 在這個階段，家長應該多帶孩子四處走動，增加室外活動，擴大孩子的視野範圍。還可以訓練寶寶用手抓、拿玩具，促進寶寶手、眼、腦協調發展。

9~12 個月時期

視覺發育規律：這個階段孩子能更好地使用雙眼判斷距離，比較準確地抓住和投擲物體。1 歲左右，視覺發育日趨成熟，開始對一些細小的物體產生興趣，並能區分簡單的幾何圖形。

視覺培養重點：在這個階段，家長應讓孩子多玩球類及各種圖形類的玩具，幫助孩子發展手眼精細協作能力，鼓勵孩子探索感興趣的事物，不要過多地約束他。還可以玩藏貓貓、扮鬼臉、認圖識圖的遊戲，促進手、眼、腦的進一步發育。

1~2 歲時期

視覺發育規律：孩子 1 歲以後，喜歡借助眼睛引導手部活動，觸摸看到的新事物，手眼協調能力快速提高，視覺分辨能力得到更好的發展，會集中注意力看繪本。

視覺培養重點：在這個階段，家長應對孩子加強安全保護，避免孩子發生眼外傷。多陪孩子讀一些色彩鮮明的故事繪本，但要控制好時間。

3~6 歲時期

視覺發育規律：這個階段是孩子視覺發育的關鍵期，視覺的清晰度增加，5 歲時能達到 1.0，發育到 6 歲左右基本停止。

視覺培養重點：在這個階段，若孩子視力異常會有明顯徵兆，如喜歡瞇眼、歪頭看東西、揉眼睛等，出現這些情況時，家長要及時帶孩子去檢查。此外，最好每半年帶孩子做一次眼科檢查，以便及時發現影響視覺發育的因素，在視覺發育關鍵期進行治療。

影響孩子視力發育的因素

我們經常看到許多年齡很小的孩子已經戴上厚厚的眼鏡，讓人非常心疼。為什麼孩子這麼小就戴上眼鏡？究竟是哪些因素影響了孩子的視力發育呢？

1 先天因素：有些孩子的眼睛有先天性發育障礙，如白內障、上瞼下垂、角膜白斑等，會使進入眼內的光線被阻擋或削弱，導致視細胞不能正常地接受光的刺激，視細胞得不到良好發育，影響孩子的視力。

2 營養因素：眼球的正常發育需要各種營養物質。如果孩子經常挑食或偏食，食用過多甜食，可造成眼球壁發育不夠堅韌，受到眼肌收縮擠壓後，眼軸容易被拉長，從而影響視覺功能。

3 過度地使用電子產品：近年來，電子書、手機、電腦等電子產品發展迅速，孩子們會經常接觸到這些高科技產品。長時間注視電子螢幕，會導致遠視儲備消耗過快，出現近視等問題。

孩子視力不好，不只影響外表

視力不好，不僅影響外在，對其學習、性格、人生發展都有影響。

☀ 影響孩子的學習

孩子視力不好，讀寫會有困難，上學以後隨著學習負擔加重，眼睛就會非常吃力。有些孩子看見的字是重影的，有些孩子看不清楚黑板上的字，學習時間稍微長點就會眼睛疲勞、注意力不集中，有時還會感到頭昏眼脹等。這樣的精神狀態和視力情況會使孩子厭煩學習，長此以往就會影響學習成績。如果家長忽視孩子的視力，只是要求孩子不斷提高成績，往往適得其反，使孩子近視度數不斷增加，學習成績不斷下降。

☀ 影響孩子的性格

生活中，我們經常會看到一些戴眼鏡的孩子，他們性格文靜、沉默，缺乏這個年齡應有的活潑。一些先天性高度遠視、散光或近視的孩子，如果配眼鏡太遲，錯過視覺發育期，即使戴上眼鏡視力也難以提高。這些孩子看到的世界一片朦朧，所以他們不喜歡出門玩、不喜歡體育活動，也不愛說話，久而久之，性格就變得比較內向、孤僻，個子和同齡孩子相比通常也會低一些。所以視力不好也會影響孩子的性格。

☀ 限制孩子的人生發展

孩子視力低下，會嚴重影響將來的就業，因為很多職業對視力都有要求。比如司機、運動員、外科醫生、飛行員等很多職業，不但要求有好的視力，還得有好的立體視覺。每年都有許多學生，儘管學習成績非常優秀，但因為沒有好的視力和立體視覺，而不能從事自己喜歡的職業，對個人發展而言是非常大的損失。

視力好壞與大腦發育相關

有的孩子看不清楚東西，家長只認為是視力不好，並沒有意識到眼睛看不清楚還會直接影響孩子的大腦發育。反過來，大腦的發育也會影響孩子的視力。

☀ 眼睛與大腦有密切關係

眼睛與大腦關係密切，「看」這個行為是由人的眼睛和大腦共同完成的。但是，有些眼科醫生認為，眼睛是獨立於大腦的，它們就像光學儀器，如果功能出現了問題，可以借助透鏡輔助恢復。這種觀點是錯誤的。

眼睛本身只是感受外界刺激的感覺器官，它在接收資訊後需要對資訊進行處理。在這個處理過程中，大腦發揮著重要作用。當光進入眼睛，在視網膜上成像時，呈現在視網膜上的像和實際的物體是上下左右顛倒的。由大腦將其處理修正成原本的方向，我們才能正確地「看見」外界的事物。

☀ 大腦發育良好，有效改善視力

當視力處於低水平狀態時，會出現視物模糊，這時由視覺器官傳遞到大腦的刺激就會減弱，因而無法促進大腦中的視覺細胞正常發育；當視力處於高水平狀態時，視物清晰，由視覺器官傳送到大腦的刺激就會增強，從而促進大腦中視覺細胞正常發育。

反過來，大腦的發育也會影響孩子的視力。我們知道大腦分為左右半球，它們分工不同，如果左右腦資訊不順暢，大腦就不能及時將資訊傳遞給眼睛，從而影響視力。所以大腦發育良好，也可以有效改善視力。

幫助孩子度過近視高風險期

3~6 歲的孩子一般有 100~300 度的生理性遠視屈光度數。隨著眼球的發育，孩子眼軸每增加 1 毫米（mm），就可能會產生約 300 度近視屈光度。

年齡	視力分期	近視原因
3~6 歲	視覺發育關鍵期	視覺環境不良、錯誤用眼
6~7 歲	左半腦發育期	長時間近距離用眼
7~13 歲	近視高風險期（即高發期，也是屈光不正的易形成期）	學業加重、用眼疲勞
13~15 歲	近視進展期	學業加重、用眼疲勞

由上表可知，避免孩子近視要從原因入手，幫助孩子順利度過近視高風險期，減少孩子發生近視的機率。具體的方法如下：

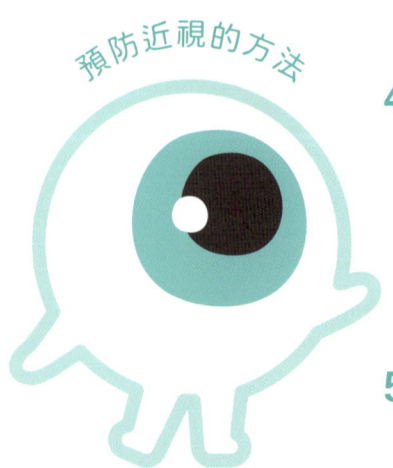

預防近視的方法

1. 為孩子創造良好的視覺環境。
2. 減輕學習壓力和心理壓力。
3. 培養孩子良好的用眼習慣，看書姿勢要正確，近距離用眼時間不宜過久。
4. 對於 8 歲以上的孩子來說，近視屈光度發展較快時可佩戴角膜塑型片，減緩近視度數增加，以免發展為高度近視。
5. 定期帶孩子進行視力檢查，提前預防近視。

做好眼部檢查，
可以預防眼睛生病

掌握眼部檢查的最佳時機

　　大多數疾病是先出現症狀，人們才會前往醫院就醫治療。但視力的變化很微妙，前期往往不會表現出任何明顯症狀，只要孩子不說，家長就無從得知。

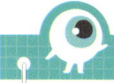 典型案例

孩子沒有異常表現，眼睛卻近視了

有一位 6 歲的男孩，在幼稚園的一次體檢中，檢測到視力不到 0.1。媽媽非常疑惑，孩子根本沒有任何異常，怎麼會出現這種結果呢？於是，媽媽帶著孩子到醫院檢查，經過散瞳驗光，確認是近視。媽媽不敢相信，孩子看書、寫字都很正常，平時也不怎麼看電視，更不玩手機，怎麼就近視了？

☀ 早期檢查、定期複查是必要的

　　大家常常以為眼睛是很靈敏的器官，出現嚴重問題時會馬上有症狀，對生活產生很大影響。其實，因為孩子完全缺乏病識感，家長常常沒有任何察覺。如同溫水煮青蛙，人類會不斷適應慢性進展的疾病狀態，直到病重了才發覺異常。

　　這種情況在門診經常碰到，從一二百度到四五百度近視，孩子很少主動抱怨，家長也就不知情。正是由於視力的真實狀況並不容易察覺，因此早期檢查、定期複查，就顯得更加必要。

不同年齡層的視力檢查法

視力是眼睛利用光線形成對周圍事物的感知能力，它包括中心視力和周邊視力兩部分：中心視力指能清楚準確地看見物體的能力；周邊視力指一個人的視野大小。平常所說的視力檢查是指檢測中心視力。

視力檢查是檢測眼睛能否看清楚外界事物最直接的方法。那麼，視力檢查到底有哪些方法呢？家長又該怎樣檢查孩子的視力呢？

☀ 客觀觀察法

2歲以內的孩子可用客觀觀察法，檢查口訣為：1月怕來2月動（「怕」是指怕光，「動」是指隨大人的活動轉動眼球），4月摸看帶色物，6月近物能抓住，8月存在跟隨目（大人手指到哪，孩子的目光就看到哪，並固定視線不動），1歲準確指鼻孔，2歲走路避開物。

比如，檢查1個月內孩子的視力，媽媽可在距孩子20~30公分處，用一支筆型手電筒，一開一關照射孩子的瞳孔。如果孩子的瞳孔能隨之縮小放大，就是對光有反應。

☀ 兒童圖形視力表檢查法

2~3歲的孩子可用兒童圖形視力表檢查法，視標繪製成孩子最感興趣的花草、動物或物品，代替E字表檢查孩子的視力。

家長可遮住孩子一隻眼，讓他看兒童圖形視力表，如果孩子能夠說出這些圖案的名稱，就說明孩子能看清

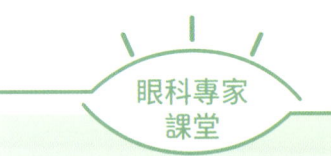

眼科專家課堂

孩子的眼睛出現這些徵兆需要看眼科醫生

1. 有畏光、流淚及眼瞼痙攣等不適症狀。
2. 眼瞼下垂，需仰頭視物。
3. 視物時經常斜眼、歪頭或距離非常近。
4. 走路緩慢或不敢走，玩耍時活動範圍受限。
5. 經常瞇眼或頻繁眨眼。

楚這些圖案的輪廓和細節，未遮蓋眼的視力就沒有問題；如果孩子經常說錯圖案的名稱，或孩子變得很煩躁，急於打開被遮蓋的眼，說明未遮蓋眼的視力可能有問題。

檢查時，家長要耐心細緻地與孩子溝通，爭取得到孩子的信任和配合，從而獲得比較準確的視力檢查結果。

☀ E字視力表檢查法

3歲以上的孩子，可用E字視力表檢查法。檢查應在孩子健康狀況良好的情況下進行，檢查場所要明亮。

對孩子進行視力檢查之前，家長最好先做示範。檢查時，先遮蓋左眼查右眼；再遮蓋右眼查左眼。

不同年齡孩子的視力標準

孩子不是從一出生就擁有正常的視力，而是隨著年齡增加、眼球不斷發育而逐漸獲得正常視力。所以對於孩子的視力，不要過早下定論，先瞭解各個年齡層孩子視力的普遍情況為宜。

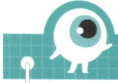 典型案例

孩子的視力有一個發展過程

我曾在診室遇到過一位媽媽，她十分憂心地拿著孩子在幼稚園的體檢單來諮詢，說孩子近視了，要求配眼鏡。我看到體檢單上 0.8 的視力值，又看看身高 100 公分左右的小男孩，問道：「孩子幾歲了？」媽媽回答：「4 歲。」我安慰孩子媽媽說：「孩子在 4 歲這個年齡，0.8 的視力是正常的，如果不放心，可以再做幾個檢查，不要一看到視力非 1.5，就急著做判斷，給孩子配眼鏡。現在孩子的視力還處在發育期。媽媽聽後，恍然大悟。

不同年齡層視力變化示意圖

嬰兒階段

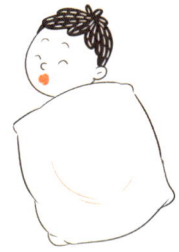

只能看清楚 20 公分以內的物體。

半歲左右

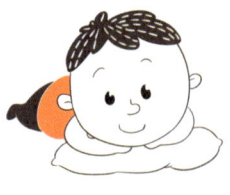

視力處於 0.1 左右。

1 歲

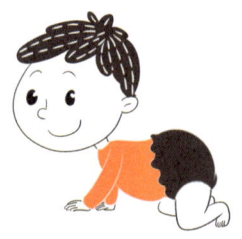

視力處於 0.2~0.3，從這個階段起，視力開始慢慢發育。

2~3 歲

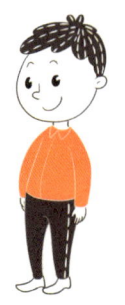

視力逐漸達到 0.6，該階段是孩子視力發育的敏感期，又稱窗口期。

4 歲

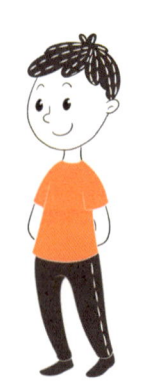

視力處於 0.8。

5~6 歲

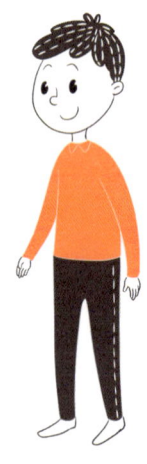

視力達到 1.0 或以上，6 歲孩子的視力發育趨向完善。

☀ 6 歲之前，如何得知孩子的視力是否正常？

瞭解孩子視力的發展規律，會讓家長更清楚地知道，在不同年齡層，應該如何幫助孩子獲得良好的視力發育。在 6 歲之前，醫學上有一個比較簡單的公式可以作為孩子正常視力的參考。

> 孩子應有的正常視力 = 年齡 ×0.2

☀ 3 歲以下，如何判斷孩子的視力？

3 歲以下的孩子無法辨別視力表時，依然有方法可以判斷視力。現在已有給低齡兒童專用的視力表，與成人視力表不同，它的視標是用卡通圖案標示，更易吸引孩子的注意力，可以在一定程度上獲得孩子視力的真實資料。家長可以透過這種自測方法，儘早發現孩子的視力問題，及時進行有效的治療。

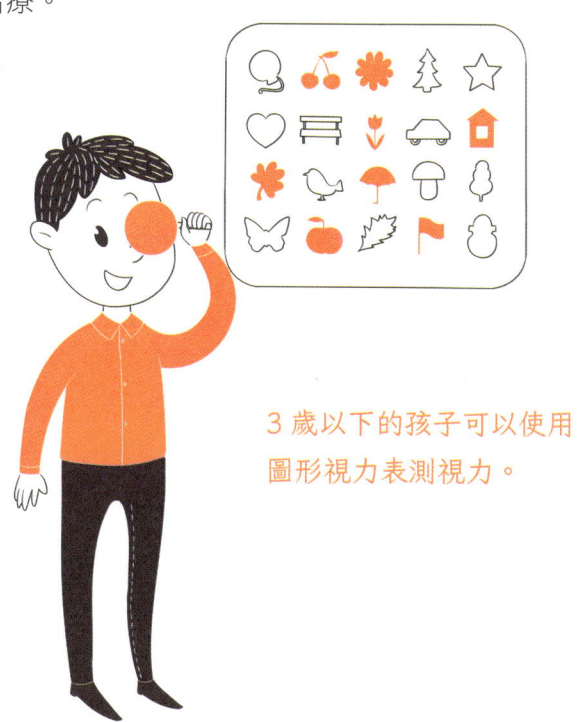

3 歲以下的孩子可以使用圖形視力表測視力。

常見眼疾越早知道越好

孩子出現這些症狀,爸媽就要注意

如果孩子出現以下症狀,家長應提高警惕,及時帶孩子就醫。

1. 孩子對周圍事物表現冷漠,玩具的聲音或家人的說話聲,都不能引起孩子的注意。

2. 孩子遇到光照不躲避,常用小手擠壓眼睛。

3. 當家長分別擋住孩子的眼睛,孩子的反應有明顯差別。如果擋住孩子一隻眼睛時,孩子既不哭鬧,也不用手撕扯遮擋物,說明被遮擋眼可能視力差;擋住孩子另一隻眼睛,孩子不但哭鬧,還用手撕扯遮擋物,則說明被遮擋眼睛視力正常。

4. 剛學會走路的孩子,跌跌撞撞總躲不開眼前的障礙物,或者孩子動作緩慢、活動範圍較小、經常跌倒等,說明孩子可能視力較差。

5. 若孩子的眼睛有節律地晃動或似鐘擺一樣搖擺,眼神明顯不正常,視力可能有問題。

6. 孩子看見燈光、陽光時,總愛閉上一隻眼睛,應警惕是否存在斜視。此時孩子的雙眼可能看到兩個光源,為避免干擾會閉合一隻眼睛。

7. 經常偏頭看物品,或瞇眼看電視,應該及時就醫。

8. 孩子雙眼不能同時注視一個目標,總是找不到目標點,可能是聚焦功能出現了問題。

9. 孩子記憶力和閱讀理解能力差,經常把數位和字母顛倒,寫字歪歪斜斜等,都可能是眼睛有問題。

先天性眼疾早發現早治療

先天性白內障是比較常見的先天性眼疾。嚴重者越早發現與手術，對孩子視力的影響越小。

☀ 如何及時發現孩子患有先天性白內障？

先天性白內障是兒童失明和視力殘疾的主要原因之一。白內障使孩子的視力無法正常發育，但一般不會出現不適感覺，尤其是小孩子，本身不會訴說病情，如果家長不細心觀察，很容易忽視孩子的眼睛問題。

因此家長要仔細觀察孩子的一舉一動，如果發現孩子生活能力下降、動作不協調，走路愛跌倒或者眼睛外觀上有異常，如出生時眼球偏小或雙眼大小不對稱、瞳孔區有白色反光、出現眼位偏斜等，要及時帶孩子就診。

☀ 提高視力是治療白內障之最終目的

先天性白內障唯一的治療方法就是手術，手術雖然能去除混濁的晶體（即白內障），但並沒有提高視力。因此，家長一定要重視術後對弱視的治療。否則，即使手術成功，也會導致終身低視力。

眼科專家課堂

還有哪些先天性眼疾對視力影響很大？

先天性青光眼、眼球震顫、視神經和視網膜病變等疾病，對視力的影響也很大。還有其他一些影響視力的眼疾，比如角膜炎或嚴重倒睫毛會伴隨明顯的眼部症狀，例如：眼睛發紅、分泌物多、畏光等，家長只要認真觀察，就很容易發覺。

斜視：「斜眼、對眼」不好看

斜視俗稱「斜眼」，是指雙眼不能同時注視一個目標。常見的有內斜視、外斜視，垂直斜視相對較少，主要因遺傳、支配眼球運動的眼外肌力量不平衡導致。斜視不僅影響孩子的外貌，還會導致視覺功能損傷：因雙眼不能同時注視一個目標，致使視物缺乏立體感；雙眼看到的影像互相影響，出現複視、混淆視；有一隻眼睛總是「偷懶」，就會出現弱視。

☀ 內斜視與外斜視形成的原因

遠視的人容易發生內斜視，這與過度使用調節、集合功能有關。因為遠視眼的眼軸相對較短，為了讓落在視網膜後的物像在視網膜上成像，就必須使用過多的調節來增加屈光力。而過度的調節常伴隨過度的集合，所以遠視的孩子有時會伴隨內斜視。

近視的人在看近處時，眼睛較少使用調節，所以集合功能也會減弱，容易引起外斜視。

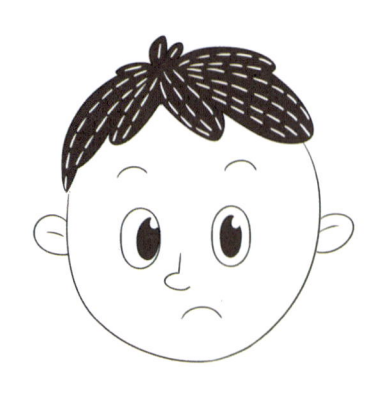

內斜視　　　　　　外斜視

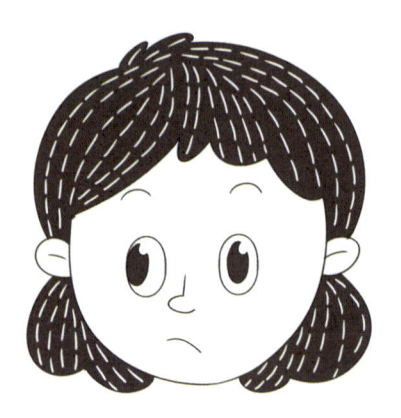

☀ 假性內斜視是怎麼回事？

許多家長發現孩子有對眼（鬥雞眼、內斜視），到醫院檢查後，醫生告知沒有內斜視。這種外觀看似內斜視，實際沒有內斜視的情況多是「內眥贅皮」，即上眼瞼眼框內側或外側的皮膚皺摺，它是最常見的假性內斜視。因為眼內眥部（內眼角）贅皮的遮蓋，致使鼻側鞏膜曝露的比顳側少，再加上孩子的鼻根部較寬，所以外觀上給人一種「對眼」的感覺。如果捏起鼻根部的皮膚，充分曝露鼻側鞏膜，就會發現孩子的「對眼」消失了。此種假性內斜視不需治療。

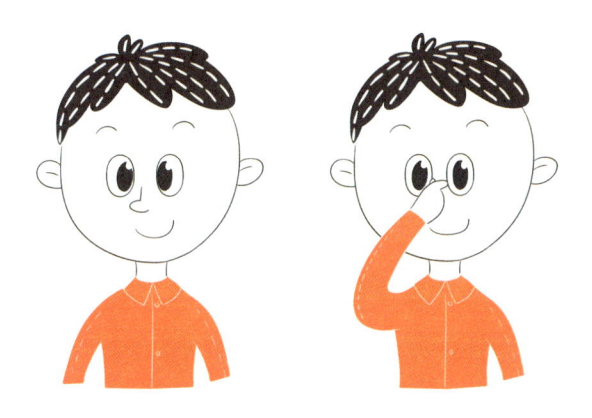

假性內斜視

☀ 診斷斜視方法

斜視需要透過醫學檢查進行確診，診斷方法包括：視功能檢查、屈光檢查、眼位和斜視角檢查、眼球運動檢查等，需由專業特檢師或驗光師透過儀器來檢測。確診後，針對引起斜視的原因，透過戴眼鏡或手術矯正偏斜眼位。

弱視：一隻眼睛偷懶了

弱視是指單眼或雙眼的最佳矯正視力低於相應年齡兒童的正常視力，且眼睛沒有其他器質性疾病的症狀。兒童在視覺發育期內，由於單眼斜視、雙眼屈光度相差較大，或者高度的近視、遠視、散光，以及各種其他因素都會造成弱視。

☀ 弱視的分類

根據矯正視力，弱視分為輕度（0.8~0.6）、中度（0.5~0.2）、重度（低於0.1）。兒童弱視的治療非常重要，發現越早、治療越及時。在視力發育的關鍵期和敏感期內，及時矯正屈光不正、屈光參差、斜視及去除視覺剝奪因素（先天或後天因素，導致外界物體不能正常在視網膜上成像）是預防弱視發生最有效的辦法。

☀ 治療弱視效果最佳的時間

弱視的治療效果與年齡及注視穩定性有關，3~6歲較佳，8歲後較差。注視穩定性可以理解為打靶，黃斑中心凹反光點對應在靶心處。光線進入眼內，聚焦在黃斑中心凹反光點，就是中心注視；未聚焦在黃斑中心凹反光點，而在其他部位就是旁中心注視。

因此，如果家長發現孩子的視力或者眼睛的屈光度異常、斜視，或者在檢查室的照明度、視力檢測距離恆定的情況下，孩子觀察視標時出現左右疊加或混淆時，一定要及時帶孩子就診。

典型案例

樂樂的弱視需要如何治好？

媽媽發現 4 歲的樂樂看人的眼神不對，好像有點對眼，趕緊帶他去醫院檢查。結果顯示，樂樂的右眼視力 0.8，左眼視力只有 0.15，而且有內斜視；用 1% 阿托品凝膠散瞳檢查後發現，右眼遠視 300 度，左眼遠視 600 度。左眼裸視 0.15，矯正視力 0.2，診斷為左眼高度遠視、調節性內斜視、左眼弱視。

調節性內斜視無須手術，戴眼鏡進行弱視治療即可。在全家積極配合下，兩年後，樂樂的弱視得到有效矯治並且眼睛也正位了，雙眼矯正視力都達到 1.0。但是醫生說還要繼續戴眼鏡，因為遠視眼容易視覺疲勞，斜視也容易反覆，每年還要複查一次。不過每次重新配鏡，樂樂的遠視度數則越來越小。

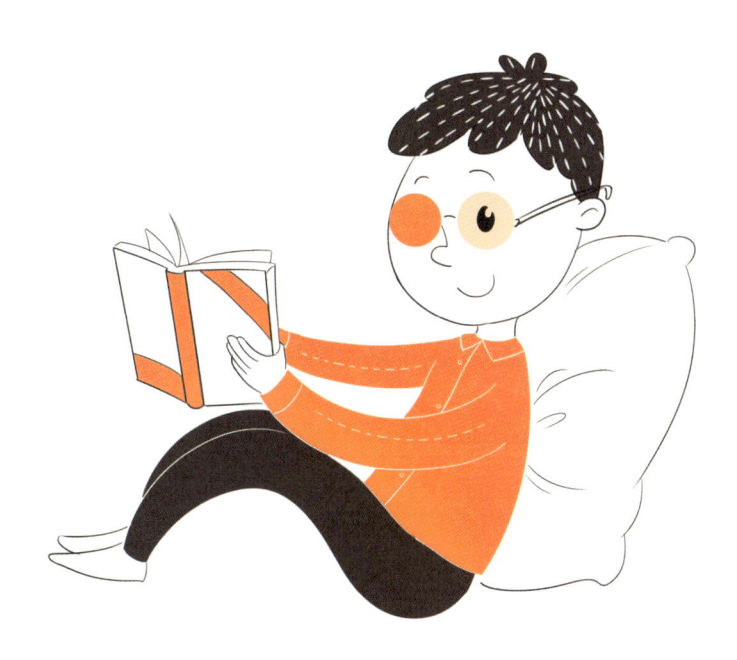

弱視戴鏡遮蓋治療示意圖

屈光不正：真的看不清楚了

☀ 近視

近視的發生與發展，一般與遺傳及環境因素（戶外運動時間、近距離用眼時間等）關係密切。遺傳因素，如果父母都是近視，孩子的近視機率會增加 50%；環境因素，父母不近視，但是孩子很少在白天做戶外活動，近距離用眼太多，或者用眼習慣不良等，都會促發近視，且近視會不斷發展。近視的表現是看遠處不清楚，看近處清楚。近視眼的眼軸會隨近視進展而增長。

☀ 遠視

遠視眼的眼軸短，遠處的物體經過眼睛的屈光系統（角膜、房水、晶狀體、玻璃體），影像無法落在視網膜上，而是成像在視網膜後方，在視網膜上會形成模糊的虛像，因此，遠視的人看遠看近都不清楚。當遠視度數較低時，可以利用調節能力，將光線聚焦在視網膜上。但是頻繁過度調節，會產生明顯的視覺疲勞。

大部分孩子出生時都處於遠視狀態，一般存在 300 度左右的生理性遠視，稱作遠視儲備。進入學齡期後，隨著用眼負荷的增加，遠視儲備會逐漸消耗，進入正視化階段。如果孩子有不良的用眼習慣，可能會出現近視。換句話說，如果有遠視儲備，就不會出現近視，遠視儲備過早地消耗完，近視就會提前出現。所以保護好孩子的遠視儲備，對近視控制非常重要。

☀ 散光

散光通常是由於角膜或者晶狀體表面不規則造成的。正常情況下，眼球像籃球一樣圓圓的；散光的情況下，角膜或晶狀體表面會出現彎曲度不一致的情況，導致進入眼內的光線不能匯聚成一個焦點，而是形成不同的焦線，因此視物會有重影現象。小度數的散光，視力可能不受影響；大度數的散光看遠看近都會受影響，還可能造成弱視。

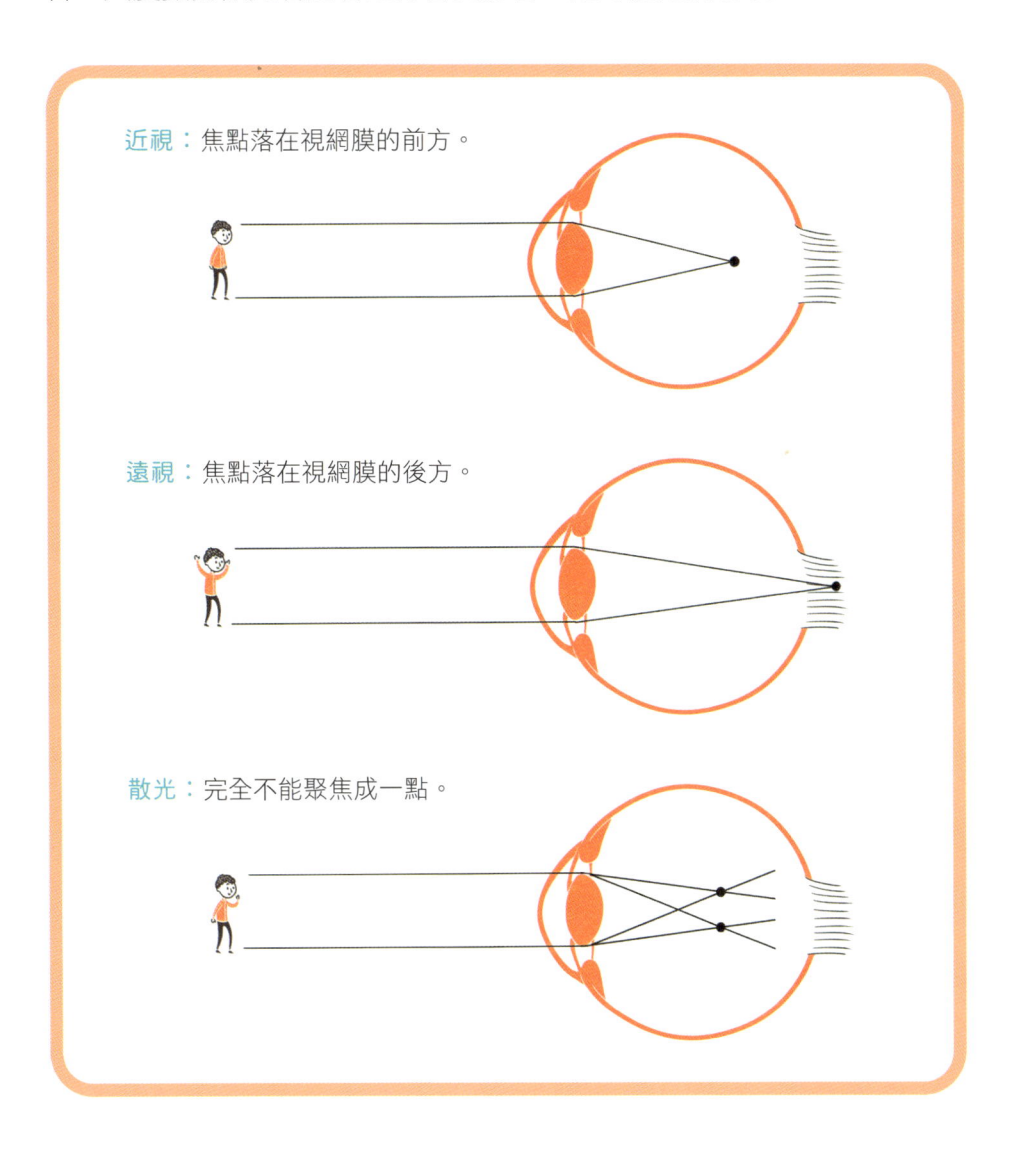

近視：焦點落在視網膜的前方。

遠視：焦點落在視網膜的後方。

散光：完全不能聚焦成一點。

大多數情況下，散光是與生俱來的，在兒童生長發育的過程中變化不大。有散光的孩子可表現出視力低於同年齡兒童，喜歡用瞇眼、歪頭等方法進行自我矯正。家長最好定期帶孩子進行視力及屈光發育的檢查，及早發現，及時矯治，避免出現弱視的情況。

近視先辨真假再治療

假性近視是由於近距離用眼過多，使負責調節晶狀體的肌肉——睫狀肌發生痙攣，晶狀體變凸不能迅速恢復而造成的暫時性視力下降，但是 24 小時之內能恢復。可以透過散瞳驗光來區分真性近視和假性近視。

典型案例

錯把假性近視當成真近視，會毀了孩子一生

有一位 9 歲的男孩，爸爸媽媽平時工作忙，沒有太多精神關注他。男孩說看黑板上的字不清楚，爸爸就帶他在眼鏡店裡配了一副 250 度的近視眼鏡，並未經散瞳驗光。

然而，孩子戴上眼鏡後，總是說眼睛疼、不舒服、視物模糊。父母以為孩子的眼睛出了大問題，帶他到醫院就診。散瞳驗光後發現，孩子根本就不是近視，而是 400 度的遠視。

☀ 假性近視如何恢復正常？

最簡單有效的方法就是使用睫狀肌麻痺劑，也就是「散瞳」。假性近視透過散瞳放鬆睫狀肌或長時間充分休息，可以恢復正常。但是家長要特別注意，出現了假性近視，真性近視也就不遠了。如果散瞳驗光後顯示存在近視，那就是真性近視。

專題 1：認識眼睛的各部位名稱

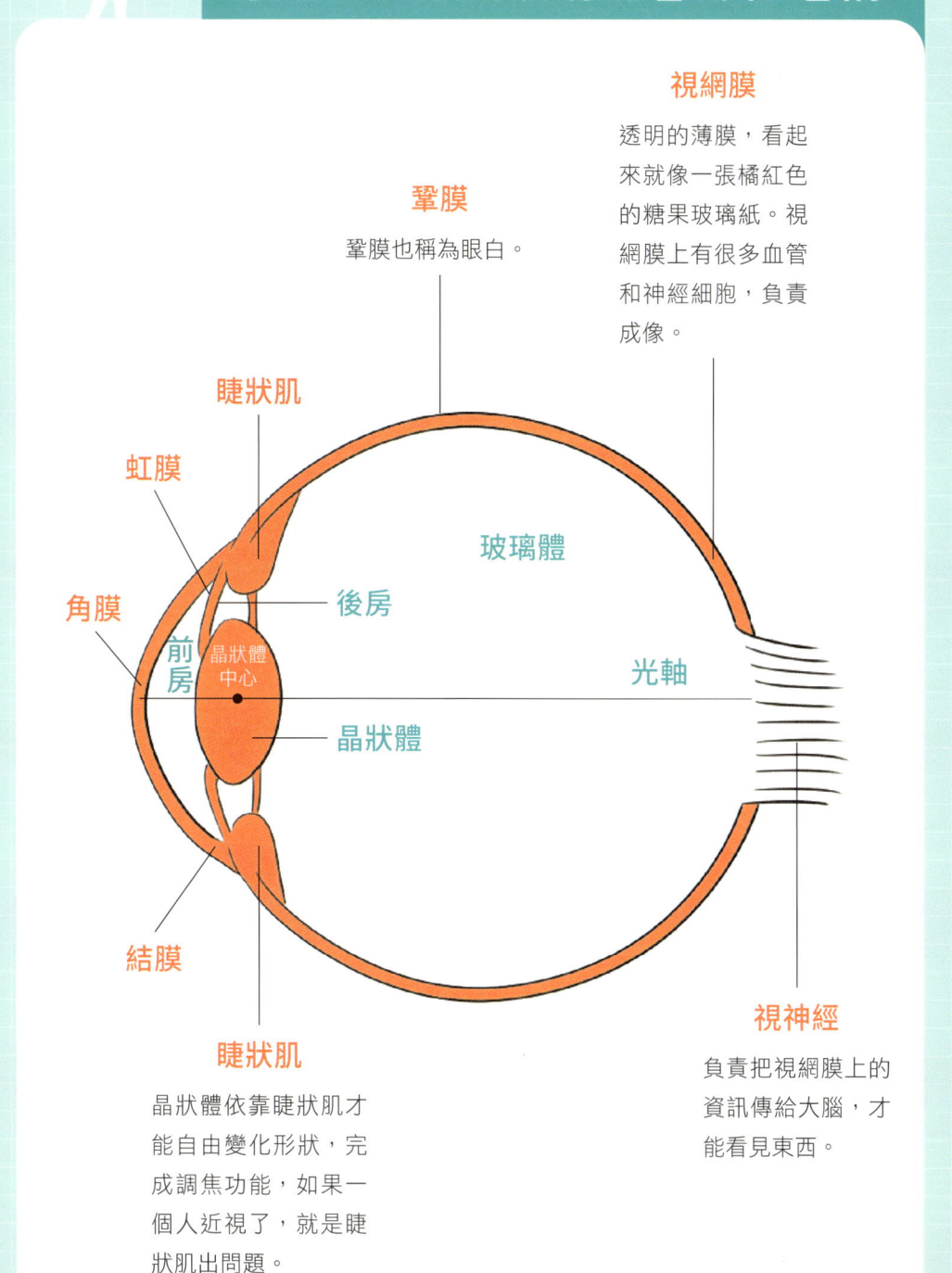

視網膜
透明的薄膜，看起來就像一張橘紅色的糖果玻璃紙。視網膜上有很多血管和神經細胞，負責成像。

鞏膜
鞏膜也稱為眼白。

睫狀肌

虹膜

玻璃體

角膜

後房

前房

晶狀體中心

光軸

晶狀體

結膜

睫狀肌
晶狀體依靠睫狀肌才能自由變化形狀，完成調焦功能，如果一個人近視了，就是睫狀肌出問題。

視神經
負責把視網膜上的資訊傳給大腦，才能看見東西。

45

專題 2：不同視力記數法對照表

標準對數視力表

小數記法	五分記法
0.1	4.0
0.12	4.1
0.15	4.2
0.2	4.3
0.25	4.4
0.3	4.5
0.4	4.6
0.5	4.7
0.6	4.8
0.7	4.85
0.8	4.9
0.9	4.95
1.0	5.0
1.2	5.1
1.5	5.2

備註：國際標準視力表採用「小數記法」（臺灣眼科檢查常用）、標準對數視力表採用「五分記法」。視力表中小數記法 1.0 等於五分記法 5.0。

PART

2

好習慣＋好環境，是孩子視力佳的基礎

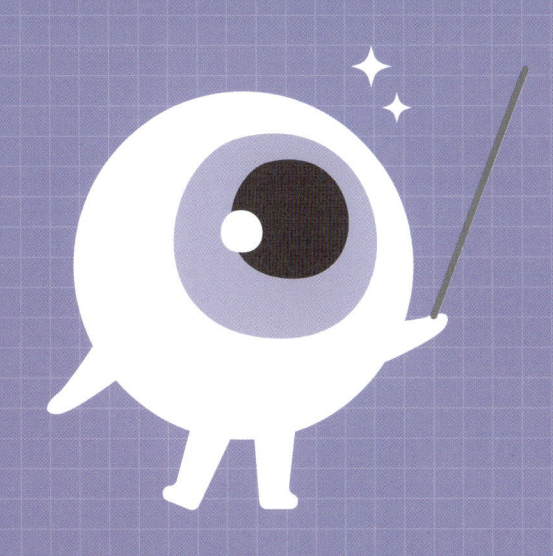

為孩子營造保護視力的家庭環境

悉心關照孩子的「視力銀行」

人體本身是一台構造精密的儀器,每個孩子出生時,眼睛都被贈予一個禮物,我們稱它為「視力銀行」。

☀ 孩子一出生,就擁有遠視

孩子出生時,眼軸長度只有約 16.5 毫米(mm),即每個孩子一出生就擁有 200~300 度的遠視。當孩子長到 13~14 歲的時候,眼軸長度基本定型,約 24 毫米,達到成人水平。

這 200~300 度的遠視,就是我們說的「視力銀行」,也稱遠視儲備。隨著孩子漸漸長大,眼軸會逐漸增長,直至達到正常水平,這在醫學上稱「正視化過程」。

在這裡,我們引入「銀行」的概念,是因為許多孩子長時間近距離用眼,過早地消耗掉遠視儲備,導致遠視儲備不足,醫生會把它形容成「孩子視力銀行的儲值不足」。臨床上最令人心痛的莫過於孩子還沒有等到正視化過程完成,就已經用完了遠視儲備。因此,父母要格外注意孩子視力的變化。

☀ 如何使用電子產品更護眼?

建議 6 歲以上的孩子,每天使用電子產品最多不超過 40 分鐘,並且分兩次進行,每次不超過 20 分鐘。這裡傳授一個小妙招:現在的電

子產品都有兒童模式，可以把每次觀看時間設定為 20 分鐘，20 分鐘後自動暫停播放，這樣就能夠讓孩子休息放鬆了。

引導孩子正確用眼，做到「3 個 20」

孩子的眼睛處在發育期，常承擔著大量的學習任務，再加上各種電子產品的誘惑，導致長時間近距離用眼，其後果是：近視。

☀ 保護孩子眼睛最好的方式：勞逸結合

保護孩子的眼睛，最重要的是讓眼睛得到充分休息，勞逸結合（用眼與休息相結合）。有一位美國專家將兒童的正確用眼方式總結為「3 個 20」：用眼 20 分鐘後，注視 20 英尺（約 6 公尺）外的物體至少 20 秒。注視時切記不要瞇眼、眨眼，必須認真注視物體的形狀、輪廓和細節，使眼睛處於一種活動的狀態中。

1 讀書或注視螢幕 20 分鐘。此時眼睛已經處於近視調節狀態。

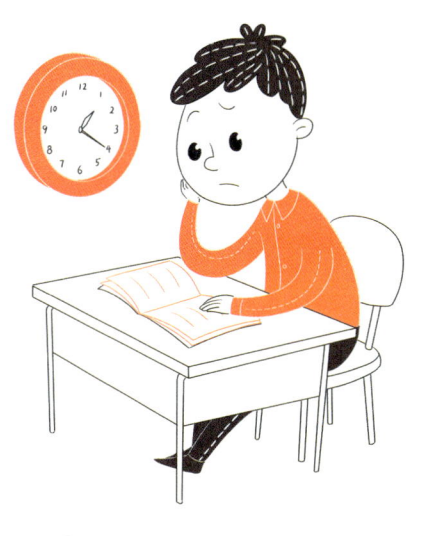

特別建議：不一定讓孩子每次只休息 20 秒，可以多休息一會兒。

2 看 6 公尺以外的物體，或者眺望遠方至少 20 秒。

☀ 沒有遠眺條件的方法

如果沒有遠眺條件，可使用「室內模擬遠眺視標」的方法。當孩子近距離用眼達到 20 分鐘時，可以將視標放置在距離孩子眼睛 5 公尺遠的地方，讓孩子抬頭注視這個視標。

注視方法：讓孩子的視線從視標外圈逐步向內圈緩緩移動，整個過程不少於 20 秒，可達到充分放鬆眼睛的作用。

孩子愛玩手機、愛看電視，怎麼辦？

當孩子被檢查出患有近視後，不少家長感到疑惑：「我們嚴格地控制孩子，從來不讓他看手機，也很少看電視，為什麼還會近視？」也有家長不解：「想要讓孩子不近視，需要完全禁看電視、手機嗎？」

☀ 電視和手機不是近視的唯一元兇

過去談到近視，最常被指出的「兇手」就是「看電視」；近年來，隨著電子產品的普及，許多家長又直接認定是電子產品惹的禍。其實多年以來，眼科門診遇見的許多高度近視的孩子，有的很少接觸電子產品，可見使用電子產品並不是近視的唯一元兇。

☀ 真正導致視力下降的罪魁禍首？

許多時候，電視、電腦、手機等產品是替引起孩子近視的真正原因背了黑鍋，導致人們談電子產品而色變，其實電子產品不是造成近視的唯一元兇，長時間的近距離用眼往往影響更大。根據近視「周邊離焦學說」，當我們近距離用眼時，視網膜周邊的遠視性離焦會誘導眼球對焦生長，造成眼軸不斷變長，導致近視出現並不斷發展。

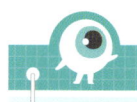

典型案例

孩子不接觸電子產品，為何還近視？

有位家長帶著 7 歲近視孩子來醫院就診，家長平常完全不讓孩子看電視、手機，為什麼孩子還會近視呢？透過談話瞭解到，孩子很小就開始學彈琴，每天連續練琴幾個小時，眼睛一直盯著琴譜，這樣近距離、長時間地連續性用眼，也會導致近視。

孩子看電視時要注意什麼？

1 控制看電視的時間，最好不要超過 20 分鐘。

2 控制電視與座位的距離，應該是電視機對角線長度的 5~7 倍，高度應與眼睛平高。

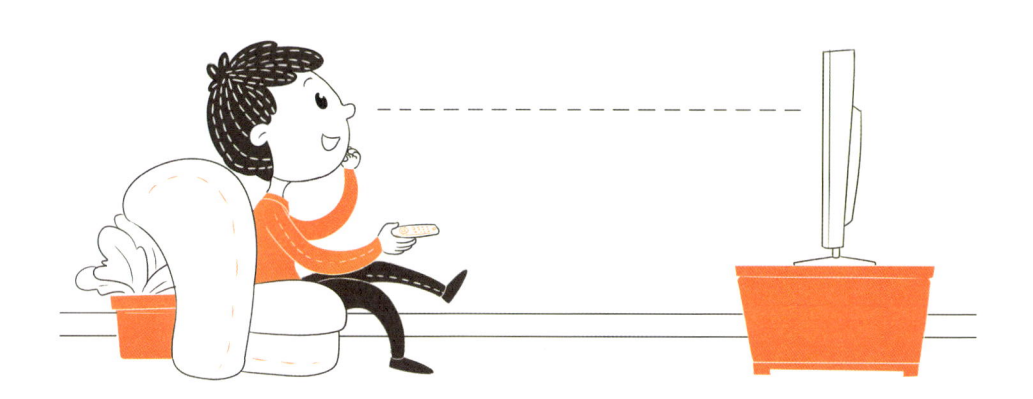

3 看電視時不應該關閉所有的照明，應該打開照明觀看電視或投影，避免燈光直射。

多帶孩子出去玩，目浴陽光能護眼

孩子在體育運動的過程中，眼肌也一直在運動。這會大大增加眼睛看遠看近的靈活性和力度，也可以有效地預防近視。

☀ 戶外＋陽光，預防近視的特效藥

「戶外陽光下活動」一直是近幾年國際眼科學界預防近視的熱門話題。研究發現，陽光能促進身體產生更多的多巴胺，後者會抑制眼軸的增長，從而預防近視的發生。近年來，專家們已達成共識：戶外陽光下活動是預防近視的最佳方法。

戶外陽光是動態光，動態意味著眼睛在戶外始終處於調節變化和運動中；而室內光基本是靜態光，眼睛在室內多用於視近物，調節變化比較少。因此，「戶外＋陽光」也就成了目前公認的預防近視「特效藥」。

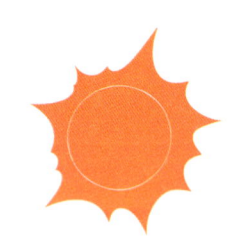

孩子們在陽光下做遊戲，接受日光浴。

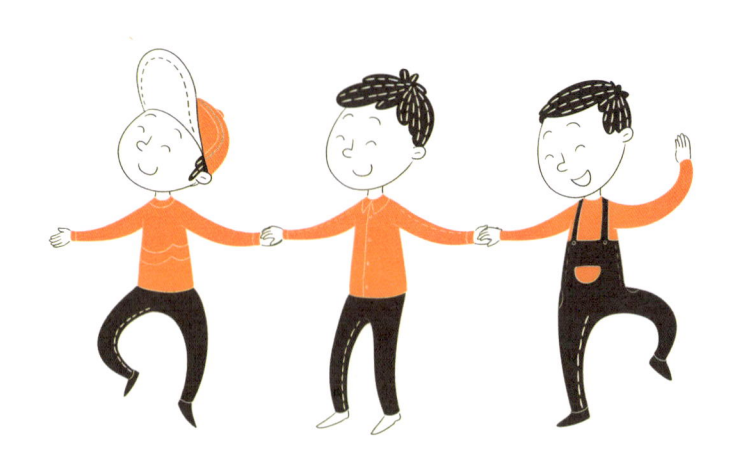

研究發現，每日戶外活動累計 3 小時的孩子近視率僅為 0.8%，戶外活動 1 小時的孩子近視率則為 3%，戶外活動僅半小時的孩子其近視率高達 24%。戶外活動接觸陽光，每天累積達到 2 小時以上，或者每週累積達到 10 小時以上，就能夠有效護眼。

☀ 戶外活動 2 小時如何做到？

戶外活動時間可以在生活中累積。比如課間休息時，走出教室到操場上活動，一天累積下來就有 1 個多小時；如果上學路途不遠，可以選擇步行；能在戶外展開的活動，就不要在室內進行……。將這些碎片時間合理規劃好，一天 2 小時戶外活動並不難做到。

為孩子挑選適合的燈具

照明是用眼習慣不可缺少的環境因素，合理的照明能夠最大限度地減輕甚至避免視覺疲勞。良好的照明應該是整體照明和局部照明的有機結合。整體照明即看書寫字所在空間（如書房）環境的照明，局部照明是指書本所處工作面的照明。

☀ 哪種照明條件下看書、寫字好？

白天充足而彌散的（非陽光直射）自然光照環境是看書寫字的最佳環境，自然光照不足時則需要借助燈光照明。光源可選擇白熱燈，或色溫 4000K~5500K、顯色指數（Ra）不低於 82、頻閃低的 LED 光源。環境照明可選擇普通燈具，光照度以能分辨環境物體基本輪廓為宜；局部照明則宜選擇護眼檯燈，照度要求在 300Lux 以上，使用時放在主力手的對側，如右手寫字時放置在左側，並避免燈光直接照射眼部。

☀ 如何選擇護眼檯燈？

護眼檯燈的選擇需考慮三個重點：一是不會頻閃、二是亮度適宜、三是防止眩光。

檢測頻閃的簡易方法：打開手機拍攝模式，對著護眼燈光源，觀察手機螢幕上是否出現頻繁波動的黑色陰影。如果出現，則說明頻閃高，不宜選用；反之則說明頻閃低，適合選用。

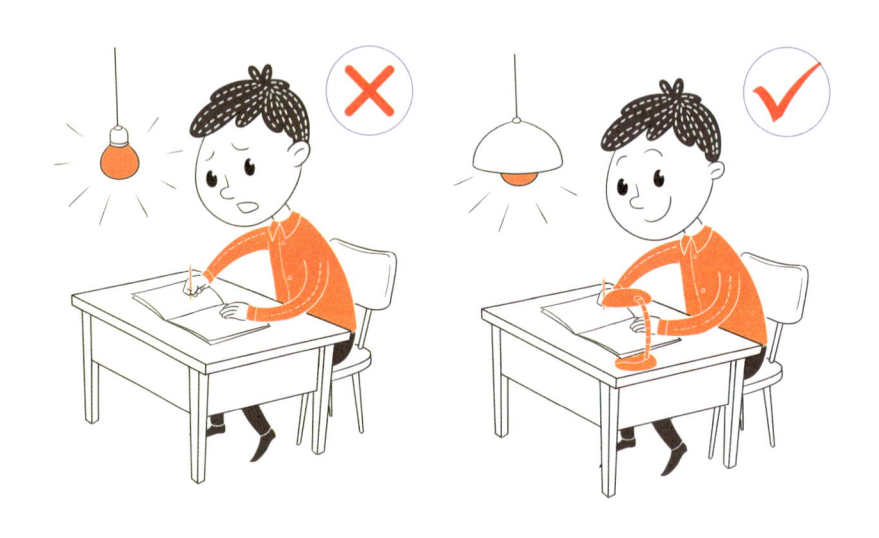

使用護眼檯燈示意圖

書桌椅的選擇，會影響孩子的視力

讀書用的桌椅過高或過低，都會迫使孩子的眼睛靠近書本，增加眼睛的調節頻率，導致視覺疲勞。如今小學生每天普遍低頭學習 7~8 小時。桌椅高度不合適，再加上長時間、近距離用眼，是促使學生近視率上升的重要原因。

☀ 孩子讀寫的坐姿要求

孩子端坐在桌前，前臂水平，肘部剛好落在桌面上的高度，稱肘高。桌面高度與肘高相等，或低於肘高 1~4 公分，桌高就合適。椅面高度應與孩子的膝蓋高度相等，即孩子坐在椅子上，雙腳能放在地面，大腿與小腿互相垂直。

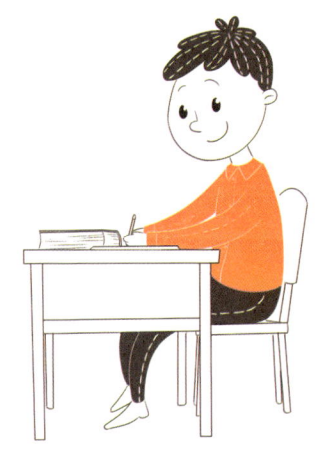

正確坐姿示意圖

☀ 合適的桌椅高度標準

按照孩子的身高計算出合適的桌椅高度，可以當作家長為孩子選擇桌椅時的參考。

1. 身高 120 公分以下：桌高 60 公分以下，椅高 32 公分以下。
2. 身高 120~129 公分：桌高 60 公分，椅高 32 公分。
3. 身高 130~139 公分：桌高 64 公分，椅高 34.5 公分。
4. 身高 140~149 公分：桌高 68.5 公分，椅高 37 公分。
5. 身高 150~159 公分：桌高 73 公分，椅高 40 公分。
6. 身高 160~169 公分：桌高 77 公分，椅高 43 公分。
7. 身高 170~179 公分：桌高 80~83 公分，椅高 44~46 公分。

孩子在家學習，如何做好用眼規律？

☀ 合理作息，注意睡眠

留意睡眠品質，避免熬夜。小學生每天睡眠時間要達到 10 小時。

☀ 科學用眼習慣

1. 「20-20-20」：學習、遊戲 20 分鐘，遠望 20 英尺（6 公尺）以外，望遠 20 秒鐘。

2. 時間：控制使用電子產品時間。一般情況下，3 歲以下的兒童要儘量避免使用電子產品；3 歲以上的兒童要限制看電視和玩手機的時間，建議使用手機、ipad 等電子產品單次不宜超過 20 分鐘，每日累計不宜超過 40 分鐘。

3. 照明：留意用眼期間環境亮度，避免在睡前昏暗環境下玩手機。

☀ 正確的讀寫姿勢

「三個一」：眼睛距離書本一尺（約 30 公分），胸口距離桌沿一拳（約 10 公分），握筆的手指距離筆尖一寸（約 3 公分），連續讀寫時間不宜超過 20 分鐘。

☀ 充足的光照時間

每天到戶外光照 2 小時以上。

☀ 必要的膳食輔助

多吃含維生素 A 的蔬菜、水果，以及富含優質蛋白的食物，均衡營養；少吃甜食及油炸類食品。

☀ 如果出現眼部酸脹或乾澀等不適，怎麼辦？

1 可閉眼休息或眺望遠處。

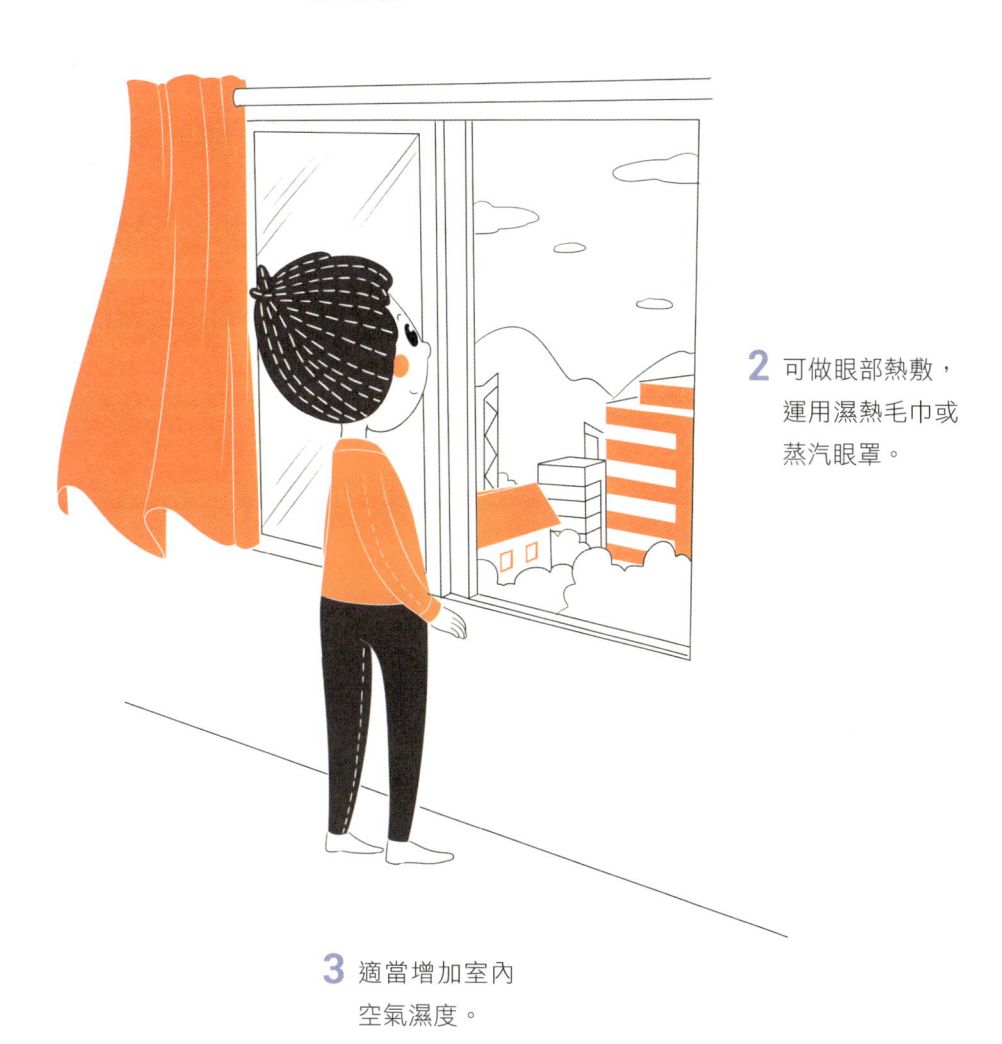

2 可做眼部熱敷，運用濕熱毛巾或蒸汽眼罩。

3 適當增加室內空氣濕度。

☀ 外出如何保護眼睛？

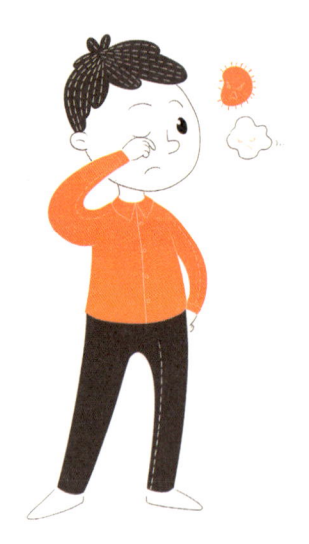

1 注意手部衛生，勤洗手、正確洗手，不要以手揉眼。

2 與他人保持距離，減少呼吸道飛沫等接觸眼部的可能性。

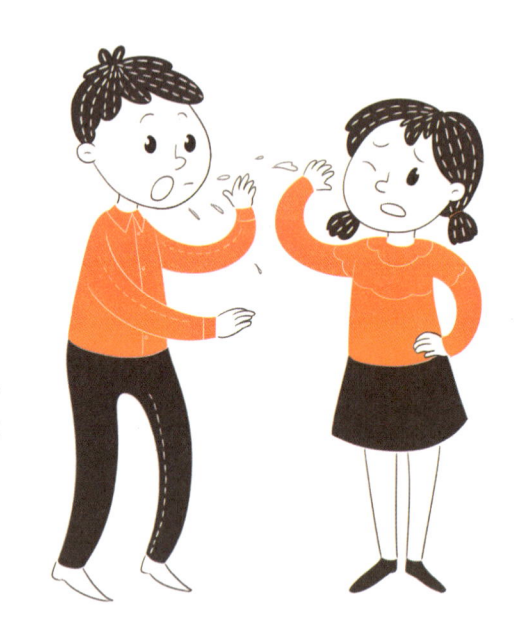

眼科專家課堂

消毒水不慎入眼，應該如何緊急處理？

如果消毒水不慎進入眼內，要立即用流動的自來水持續沖洗眼部，沖洗後及時就醫或密切關注眼部狀況，如持續出現眼痛、畏光流淚、睜眼困難、眼紅分泌物增多等症狀，應立即就醫。

用眼好習慣，
預防孩子視力下降

課業這麼重，怎麼保護視力？

　　家長要讓孩子從小就明白：每個人都是保護自身健康的第一責任人。想要保護眼睛，就應該主動學習愛眼護眼的科學知識，瞭解近視眼給生活帶來的各種不便，從小在心中種下光明的種子，讓自己的一生充滿光明。孩子面對較重的課業壓力，該如何保護自己的視力呢？

1	提高學習效率	努力提高學習效率，爭取儘快完成作業。「近視高風險」的孩子可以選擇先進行戶外活動，再安排時間寫作業。
2	把握每一次在陽光下活動的機會	課間休息時，走出教室在陽光下活動、遠眺休息，還可以進行跳繩、抓迷藏等遊戲活動。
3	勞逸結合	兒童持續用眼時間超過 20 分鐘時，應遠眺 6 公尺以外的物體至少 20 秒。

養成經常活動眼球的習慣

孩子長時間看書、做作業，持續注視同一個位置就會導致睫狀肌緊張，血液流通不暢。緩解方式也很簡單，活動一下眼球就可以。

☀ 近處、遠處交替看，活動眼球效果好

眼睛視遠時，睫狀肌會放鬆，視近則會緊張。反覆進行遠近交替注視，睫狀肌就能得到放鬆，血液流通更順暢，更易對焦距。孩子在日常生活中也很容易做到。例如：坐車時，交替注視車窗外遠處和近處的招牌，在移動中默念這些招牌上的字，可以讓眼球活動起來，促進眼部血液流通，提高眼睛的調焦能力。轉動眼球，眼部周圍的肌肉就能得到平衡的鍛鍊。活動眼球的技巧是面部不轉動，只有眼球轉動。

☀ 觀看運動賽事，鍛鍊眼球

還有一個鍛鍊眼球的方法，就是觀看體育比賽，尤其是球類比賽。眼睛追隨網球、足球、撞球等在場地內移動，可以自然地讓眼球活動起來，刺激眼睛和大腦。

如果觀看網球或乒乓球比賽，可以選擇坐在正對球網的位置，便於觀看左右兩側運動員的連續對打。坐在前排可以使眼球運動得更充分。

如果觀看足球比賽，可以在看台較低的位置觀看足球的移動，也可以交替追尋遠處和近處的球員。

☀ 攝影也是活動眼球的好方法

攝影可以很好地活動眼球，拍照時看看遠處的景色、近處的花草，眼睛就會在不同距離聚焦，促進眼肌運動。

開學了,先學姿勢,再學知識

孩子從開學的第一天起,就要養成良好的學習和用眼習慣,這會讓他受益終身。

有充足的光線
既要有背景光線,又要有照明光線。

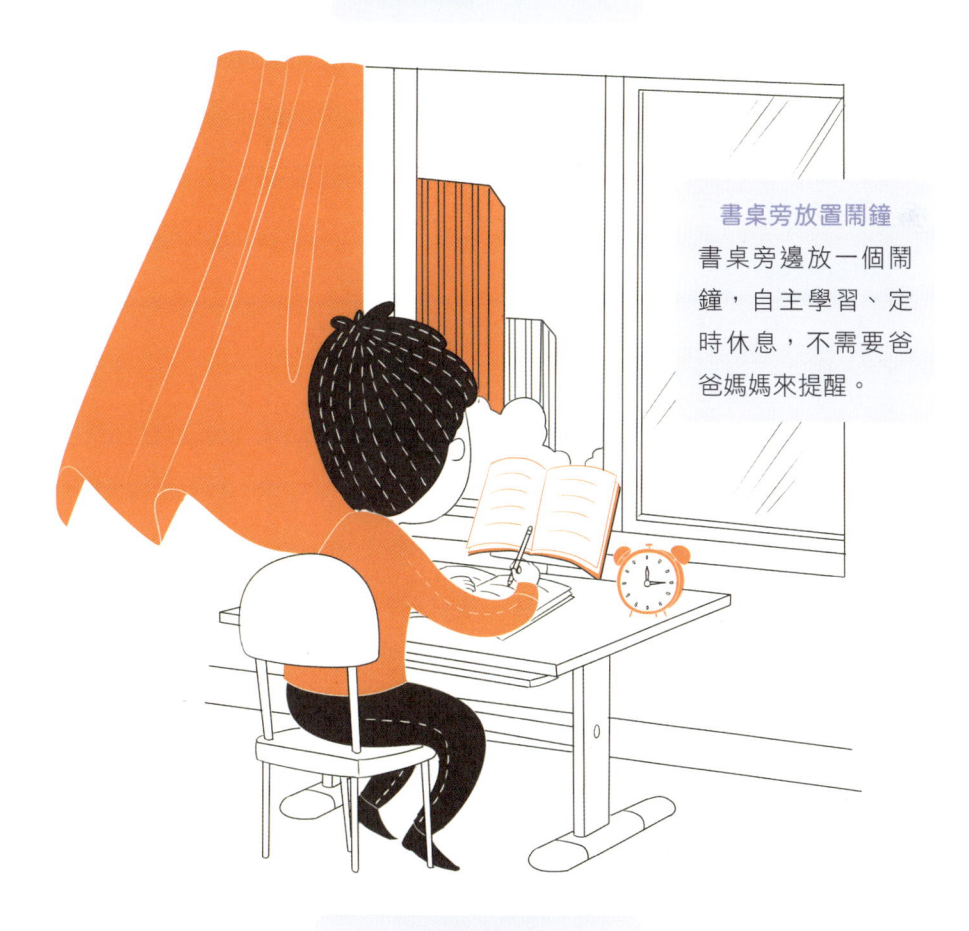

書桌旁放置鬧鐘
書桌旁邊放一個鬧鐘,自主學習、定時休息,不需要爸爸媽媽來提醒。

房間有足夠亮度
讀書寫字時,整個房間要保持足夠的亮度。

握筆姿勢，比你想像得更重要

你知道嗎？握筆姿勢錯誤的孩子發生近視的機率更高。究其原因，是由於他們在錯誤的姿勢下看不見筆尖，只好歪著頭看，結果導致近視。

☀ 加快孩子近視的握筆姿勢

有的孩子握筆時，一直握到筆頭上，指尖距離筆尖很近。這種錯誤的握筆姿勢，使孩子寫字時頭部距離書本很近，或者偏頭去看。長時間的近距離寫字，會加快孩子近視的發生。

☀ 正確的握筆姿勢

筆桿放在拇指、食指和中指的三個指梢之間，食指在前，拇指在左後，中指在右下，手指尖應距筆尖約3公分。筆桿與紙面保持60度傾斜，掌心呈空心圓，指關節略彎曲。

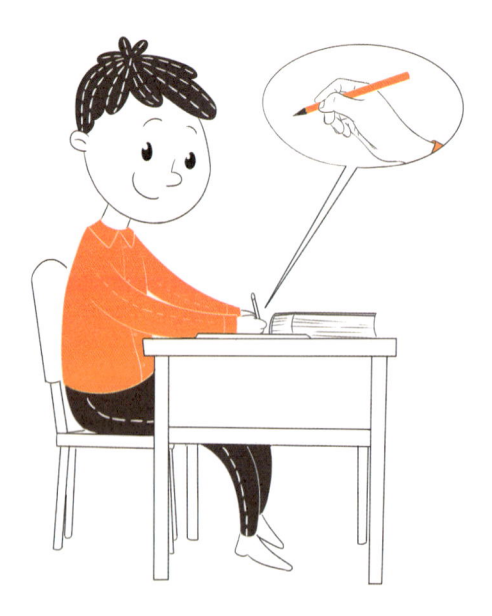

正確握筆姿勢示意圖

使用電腦，應注意的用眼習慣

使用電腦屬於中近距離用眼，醫學研究認為可能由此造成近視惡化，但關鍵仍在於用眼距離及用眼時間。

☀ 用眼時間與螢幕距離

使用電腦時要注意控制時間及距離，每天使用電腦累計時間不要超過1小時，使用電腦20分鐘就應站起來遠眺一下窗外的風景，放鬆眼肌。

看電腦時應把距離控制在與螢幕至少50公分，最好不要讓孩子使用小螢幕的平板電腦。

☀ 調整使用電腦的姿勢

首先，桌椅的高度很重要。操作鍵盤的時候，肘部角度若保持在90度以上的彎曲，就不會給肩、肘、手腕增加負擔。坐位時，腳踝、膝蓋、髖關節保持在90度左右彎曲，後背挺直伸展背部肌肉。

其次，把電腦螢幕設置成需要略微俯視的角度是最佳。如果設置成需要仰視的角度，就會使眼裂增大，淚液容易蒸發，導致乾眼症。

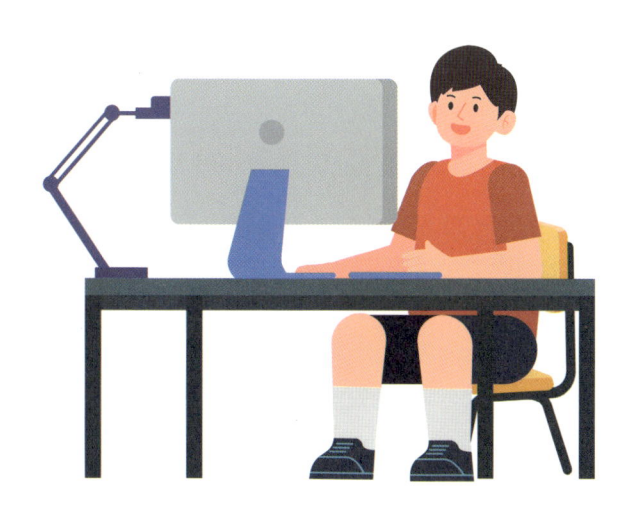

打乒乓球，對孩子視力有幫助嗎？

研究證實，孩子常處於室內容易發生近視。增加戶外活動的時間，可減少近距離的持續用眼，近視機率自然會大幅降低。

☀ 打乒乓球可輔助治療弱視

打乒乓球可以幫助訓練眼球運動及手、眼、腦的協調，弱視的孩子打球時會努力用眼睛追蹤乒乓球的運動軌跡，這樣的視覺運動訓練對治療弱視有一定幫助。

但要提醒大家的是，打乒乓球雖可作為弱視的輔助治療，卻無法取代傳統的弱視矯正眼鏡及遮眼訓練等經典治療方式，需要建立在正確治療的基礎上才能發揮效果；較複雜的屈光性弱視患者，若刻意避開光學矯正，意圖只以打乒乓球矯正弱視，不但效果不良，還可能因為視覺障礙，導致孩子學習打球時產生不必要的挫折感。

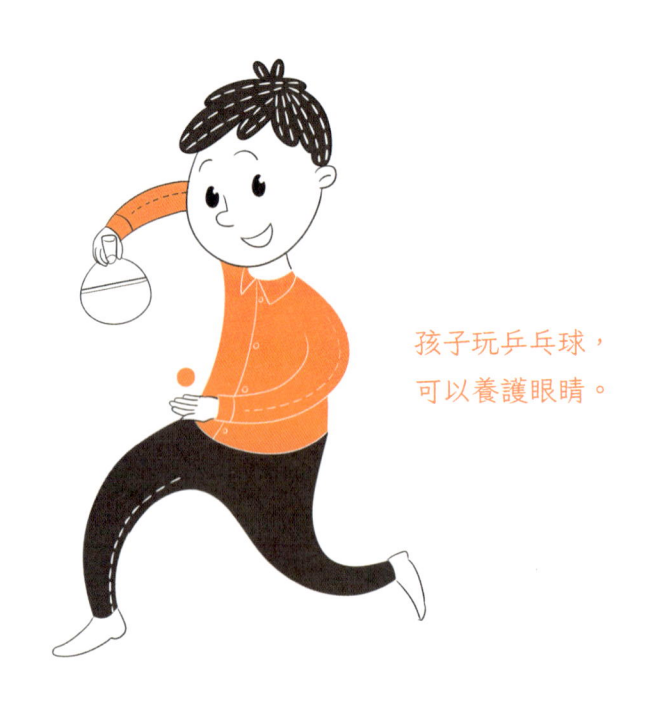

孩子玩乒乓球，可以養護眼睛。

對孩子視力有幫助的戶外活動

既然長時間近距離用眼是導致後天性近視最重要的原因,那麼戶外鍛鍊就是預防近視的良好措施之一。最新研究顯示,兒童每天累計 2 小時的戶外活動,可預防近視發生。

下面幾種有益於孩子視力的戶外活動,家長可以經常帶著孩子做。

放風箏

放風箏可以讓孩子將視線延伸到高遠處,自然可以調節眼肌,幫助眼睛放鬆休息。

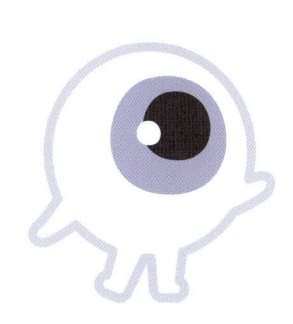

登山

登山是一項有氧運動,可以在運動的同時將周圍的美景盡收眼底,在一覽眾山的成就感中,獲得更多綠色的洗禮。這項運動適合年齡較大的孩子,在登山過程中,家長一定要注意孩子的安全。

眼神鍛鍊法:讓孩子的眼睛炯炯有神

雙目有神不僅美觀,而且在職業選擇時更具優勢。家長可以和孩子玩下面的遊戲,對鍛鍊眼神有不錯的效果。

捉迷藏

嬰兒期可以進行抓迷藏的遊戲。用窗簾、毛毯、棉被等把自己或孩子包裹起來,然後突然掀開,與孩子對視,並向孩子傳遞愉悅的眼神和情緒。孩子自然會被吸引,並與家長進行互動。

遊戲時可以逐步拉開與孩子之間的距離,由近及遠,讓孩子最終能在較大的空間內搜尋聚焦家長的位置。

吹泡泡

吹泡泡可以訓練孩子的多種能力。先吹出單個泡泡讓孩子注視,也可以交替吹出單個泡泡和多個泡泡。這個過程可以訓練孩子的計數能力。在遊戲過程中,孩子的眼睛會追隨泡泡,從而加強追視能力。

睡眠時間與孩子視力的影響

有研究顯示，兒童睡眠時間不足 9 小時，近視機率會增加。睡眠時間不足 9 小時的學生，有 76.5% 的近視發生率，睡眠時間達到 9 小時則只有 23.5% 的近視率。以上資料顯示，睡眠時間與視力存在相關性。

☀ 睡眠不足會影響孩子視力嗎？

兒童神經系統發育不成熟，興奮性強、易疲勞，如果睡眠不足，疲勞的神經細胞不能很好地休息，能量無法補充，會使神經系統特別是自主神經功能紊亂，進而影響眼睛的神經調節，使睫狀肌的調節功能減弱，從而改變眼軸的生長速度，導致眼球生長異常和近視等屈光不正。

☀ 安排合理的睡眠時間

兒童的平均睡眠時長為	成年後平均睡眠時長為
8~10 小時	**6~8** 小時

一般來說，如果兒童的睡眠時間低於平均睡眠時間，那就是睡眠不足。睡眠不足，就容易犯睏、注意力不集中，從而影響學習，長此以往對視力也有害。睡眠不足還會影響大腦思維，大腦長期得不到休息，直接影響創造力和記憶力。

使眼睛更明亮的食物

眼睛是心靈的視窗，對我們的生活具有很重要的作用，那麼吃什麼食物對眼睛有益呢？

☀ 營養均衡，有利於控制近視

首先，營養攝取要均衡，偏食或過多攝入糖和蛋白質，容易導致鋅、鈣、鉻等元素缺乏，不利於眼睛的健康。對於孩子來說，還要少喝碳酸飲料、少吃甜食，以減少鈣質的流失，才能控制近視。

☀ 孩子的眼睛更喜歡哪些食物？

孩子的眼睛更喜歡顏色鮮豔的食物。飲食中注意補充胡蘿蔔素，它與維生素 A 一樣，能參與視網膜內視紫紅質的合成，主要存在於綠色和黃色蔬果中，例如：菠菜、韭菜、甜椒、紅蘿蔔、南瓜、芒果等。藍莓和黑莓中的花青素也能保護視網膜細胞，避免老化和光照的傷害。

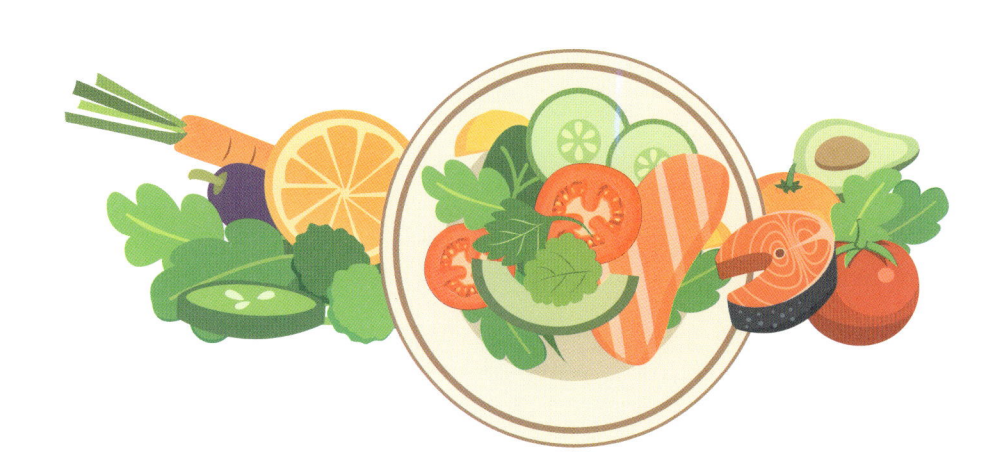

☀ 孩子護眼特效食譜

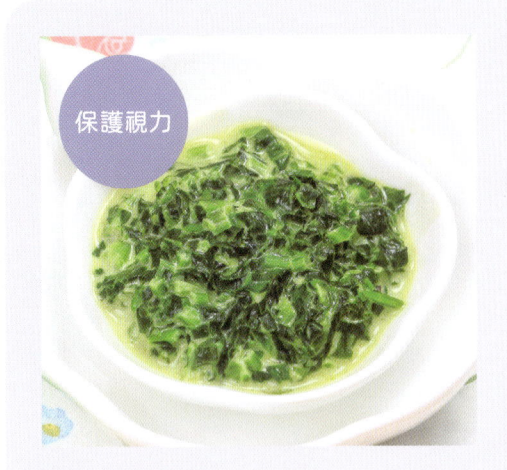

奶油菠菜

保護視力

材料：菠菜葉 100 克、無鹽奶油 20 克

調味料：鹽 1 克、無鹽奶油少許

做法：

1. 菠菜葉洗淨，用沸水汆燙，瀝乾後切碎。
2. 鍋子放置爐火上，放入 20 克奶油化開，再下菠菜碎，拌炒 2 分鐘至熟，加入鹽、奶油拌勻即可。

功效：菠菜中的胡蘿蔔素進入體內會轉化為維生素 A，對維持視力有一定好處。

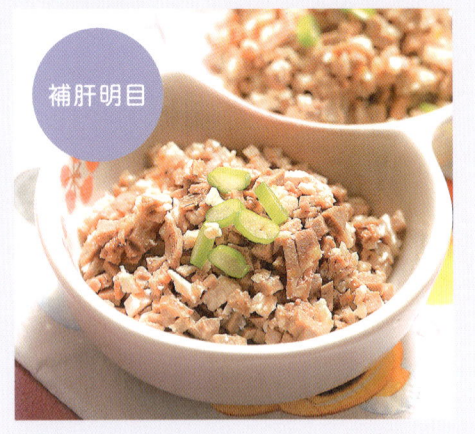

豬肝瘦肉泥

補肝明目

材料：豬肝 100 克、豬瘦肉 50 克、蔥花適量

調味料：鹽、香油各適量

做法：

1. 豬肝洗淨後切小塊，搗成泥；豬瘦肉洗淨，剁碎成肉泥。
2. 將豬肝泥和肉泥放入碗內，加入少許水和香油、鹽，拌勻再放入蒸籠或電鍋蒸熟。
3. 蒸好後取出，撒上蔥花即可。

功效：豬肝富含維生素 A、鐵、鋅，是理想的補肝明目食物；瘦肉中的維生素 B_2 能維持視網膜和角膜的正常代謝。所以豬肝瘦肉泥有利於維護孩子的眼睛健康。

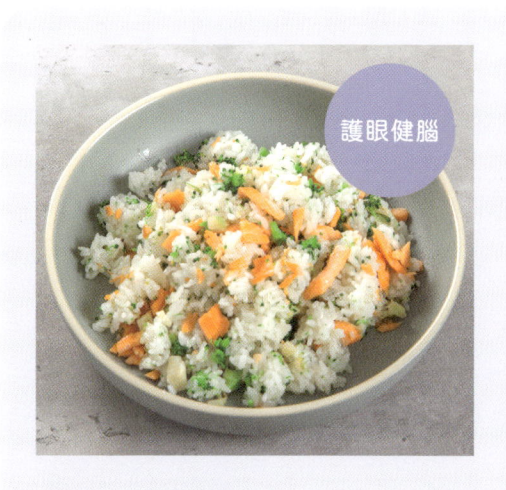

鮭魚花椰菜炒飯

護眼健腦

材料：鮭魚 100 克、花椰菜 50 克、米飯 80 克
調味料：鹽 1 克
做法：
1. 花椰菜洗淨後切小朵，用沸水汆燙，撈出瀝乾後切碎；鮭魚洗淨並拭乾水分。
2. 鍋內倒入少許油燒熱，放入鮭魚煎熟，盛出後壓碎。
3. 起鍋熱油，放入花椰菜碎和鮭魚碎翻炒，再倒入米飯炒散，加鹽調味即可。

功效：鮭魚富含 DHA、維生素 B 群等營養物質，常吃能促進大腦、視網膜的正常發育，緩解視覺疲勞。

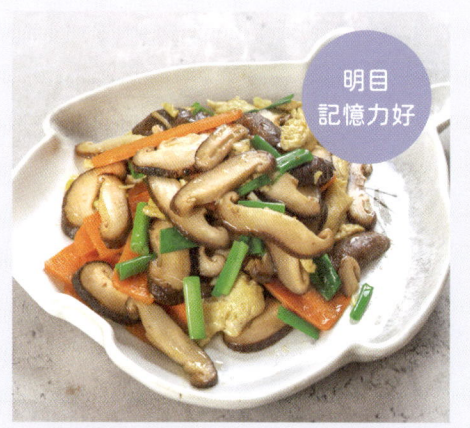

香菇蘿蔔炒雞蛋

明目記憶力好

材料：鮮香菇 50 克、紅蘿蔔 50 克、雞蛋 1 個、蔥段 10 克
調味料：鹽 1 克
做法：
1. 鮮香菇去蒂，洗淨後切片，用沸水汆燙，撈起後瀝乾；紅蘿蔔洗淨，去皮切片；雞蛋打散，炒熟，盛出備用。
2. 鍋內倒入少許油燒熱，炒香蔥段，放入紅蘿蔔片翻炒至熟，加入香菇片翻炒 2 分鐘，倒入雞蛋，加鹽調味即可。

功效：這道菜富含胡蘿蔔素、葉黃素、卵磷脂等營養物質，可以保護眼睛，還有助於提高記憶力。

孩子適合看 3D 電影嗎？

當我們走進電影院，會被鋪天蓋地的 3D 電影衝擊，甚至許多兒童電影也出現了 3D 模式。那麼，孩子適合看 3D 電影嗎？3D 電影會影響孩子的視力發育嗎？

其實，並不是所有人都適合看 3D 電影，有些人看完後還會出現頭痛、噁心等。這是為什麼呢？

☀ 瞭解 3D 電影的原理

在拍 3D 電影時，通常由兩個鏡頭從不同方向同時拍攝影像，製成底片。放映時，用兩個放映機將兩組底片同步放映，使略有差別的兩幅圖像重疊在螢幕上。此時，如果直接觀看，看到的畫面有重影、模糊不清楚。戴上專用的 3D 眼鏡後，觀眾的左眼只能看到左機映出的畫面，右眼只能看到右機映出的畫面，左眼、右眼的影像疊加，就產生了立體逼真的視覺效果。

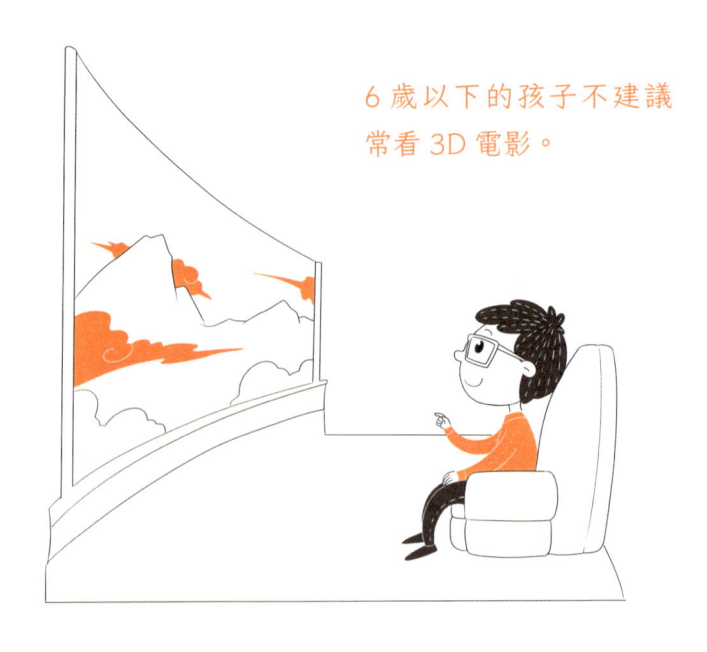

6 歲以下的孩子不建議常看 3D 電影。

☀ 為什麼有人一看 3D 電影就難受？

首先，3D 電影模擬的立體感與日常真實的立體感並不一樣，這種模擬的立體感需要人們不斷調節眼肌及晶狀體。在黑暗環境下，眼睛自身的調節力原本就會下降，過度調節更容易導致眼睛疲勞，甚至出現頭暈、噁心等。

此外，有醫生提出，看 3D 電影時，大腦也需要投入更多腦活動適應 3D 的效果變化，刺激太大的畫面有可能導致不適。

☀ 不適合看 3D 電影的人

一般來說，立體視覺功能發育不良的人，不適合看 3D 電影。

重度乾眼患者本來淚液就很少，長時間在昏暗環境中用眼，眨眼頻率減少，眼睛更容易疲勞乾澀，可能會導致病情加重。

青光眼等眼疾患者最好也不要觀看。由於兒童視覺及立體視還在發育中，6 歲以下的孩子通常也不建議觀看。

眼科專家課堂

看 3D 電影時，應該如何護眼？

看 3D 電影時，大家可以選擇靠後排的座位，每隔半小時有意識地眨眨眼，拿掉眼鏡閉眼休息一下；屈光不正者要戴矯正眼鏡觀看；雙眼屈光度數相差大於 250 度者，戴隱形眼鏡觀看效果較好。如果感覺眼睛不適或頭暈、噁心，應停止觀看，並去眼科檢查。

孩子視力保健的六大謬誤

謬誤 1　孩子出現遠視馬上治療

孩子查出有遠視，千萬別著急治療，這是一種與生俱來的狀態。孩子因為眼睛小、眼軸短，光線入眼後聚焦在視網膜後方，因此幾乎所有的孩子在出生時都是遠視。

在生長發育過程中，不同年齡的孩子應該有對應的正常遠視度數，也就是視光學上說的「遠視儲備值」。正常範圍的遠視儲備，是預防孩子近視提前到來的最佳武器。

謬誤 2　戴眼鏡會讓眼睛變形

首先，近視人群的眼軸要比一般人長，度數越深，眼軸越長，所以看起來會顯得眼球凸出、眼眶凹陷。

其次，近視鏡片屬於凹透鏡，戴上眼鏡會使凸出的眼球略縮小，因此拿掉眼鏡後會顯得眼球凸出更明顯。

所以，戴眼鏡本身是不會讓眼睛變形的。

謬誤 3　眼藥水能夠緩解視覺疲勞

視覺疲勞通常是用眼過度所引起的，這種情況眼睛能夠自我調節的，

通常不需要使用眼藥水。眼藥水不能隨意使用，有些成分會對孩子的眼睛產生刺激作用，並不能有效緩解視覺疲勞。減輕視覺疲勞最好的方法還是避免過度用眼。

謬誤 4　視力檢查和屈光度檢測是一樣

視力和屈光度不一定是對應的關係。同樣是 0.2 的視力，有的人是近視，有的人是遠視，有的人是 200 多度，有的人是 300 多度。所以視力不等於屈光度，確定屈光度還需要做驗光檢查。

謬誤 5　近視沒關係，長大後做手術就行

近視手術並不適合所有人，近視度數越高，出現視網膜脫離、黃斑病變、青光眼等併發症的風險越高，嚴重的甚至可能致盲，而近視矯正手術並不能解決由近視引起的併發症，因此還是應該儘量控制近視發展。

謬誤 6　眼鏡戴上，就無法拿下來了

許多家長不願意讓孩子小小年紀就戴上眼鏡，擔心孩子一旦戴上眼鏡，這輩子都無法拿掉了。但如果眼睛的問題已經影響到孩子的視覺發育，引起弱視，在視覺發育期內未及時進行戴眼鏡矯治，等孩子長大後，即使戴眼鏡，則視力也無法提高，將造成終身的視力缺陷。

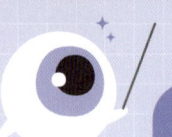

專題：為孩子建立視力追蹤檔案

項目	右眼	左眼	年齡
屈光檢查			6個月以上
眼位檢查			6個月以上
視力表檢查			3歲以上
裂隙燈眼前節檢查			3歲以上
角膜曲率檢查			3歲以上
眼軸檢查			3歲以上
眼底檢查			3歲以上
色覺檢查			3歲以上
立體視檢查			3歲以上

PART 3

趣味遊戲＋
新型眼球保健操，
科學有效易操作

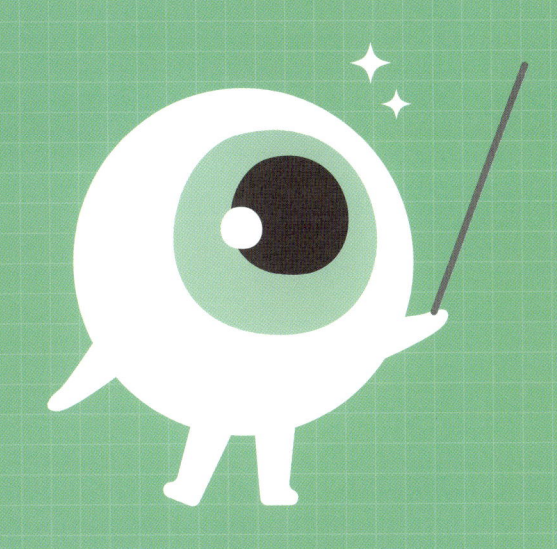

提升孩子視力的趣味遊戲

眼球運動遊戲：提高眼睛的活力

訓練孩子做掃視運動的遊戲，稱為「眼球運動遊戲」。包括：搖擺遊戲、轉眼球遊戲等。

☀ 搖擺遊戲（適合 0~3 歲孩子）

遊戲目的：可使大腦和全身得到放鬆，有利於眼睛的掃視運動，使視覺更清晰。

遊戲方法

讓孩子躺在床上，上方懸掛輕而柔軟的彩帶、玩具等，家長來回搖擺玩具，讓孩子的眼睛做追視，可以鍛鍊孩子的眼球運動。

☀ 轉眼球遊戲（適合 3~6 歲孩子）

遊戲目的：透過運動眼球（每隻眼睛有 6 條眼外肌，眼球的水準、垂直、旋轉運動需要所有眼外肌共同參與完成。只有肌力正常、互相協調，才能維持眼球位置正常，運動自如），均衡地鍛鍊眼外肌的肌力，使其協調工作。

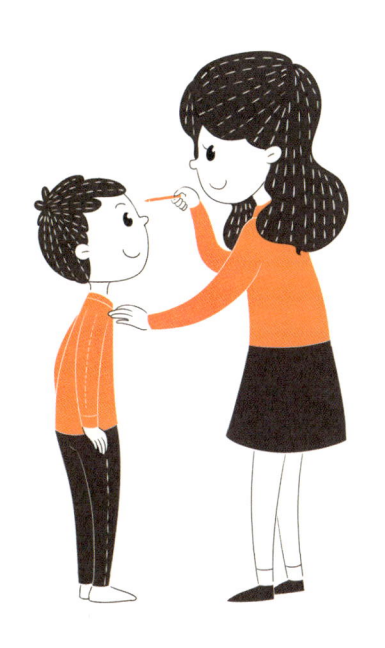

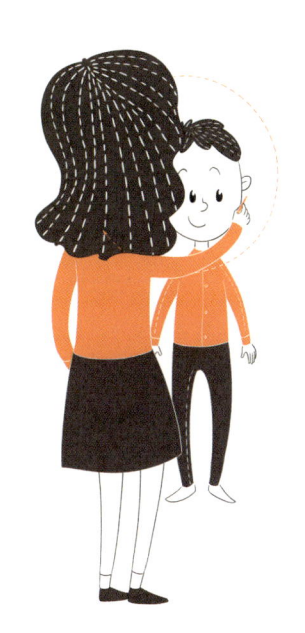

遊戲方法

1. 家長一手固定孩子的頭部，另一手持指示筆。
2. 家長持筆先按順時針方向（即右、下、左、上）在孩子眼前慢慢轉一個圓圈。孩子的眼睛追隨指示筆移動，雙眼做順時針方向轉動。
3. 順時針轉動完成後，再做逆時針轉動，共做 2~10 組（每組包括順時針和逆時針各一次），具體依據孩子年齡大小和耐力決定。

溫馨提示

1. 孩子眼球轉動的速度要緩慢，運動軌跡是一個圓圈，而不是右、下、左、上四個點。
2. 轉眼時，孩子的頭部始終保持不動，只動眼。例如：雙眼水平轉動時，頭部不能左右轉動，雙眼下轉時不能低頭，上轉時不能仰頭。眼球各方向轉動要充分。
3. 練習時，家長可以念一些自己編的兒歌，增加趣味性，如「看下面的小花多漂亮……」。

追蹤遊戲：訓練追視能力

追視是孩子看到物品後，目光能夠隨著物品的移動而移動。追視能力在孩子的認知和學習中很重要。這個遊戲適合 2~7 歲孩子。

遊戲目的

1. 訓練孩子視線的靈活性和追視能力。
2. 訓練孩子的視覺集中力。
3. 鍛鍊孩子的頸部活動能力。
4. 提高孩子對事物的辨識能力。
5. 激發孩子對外界的探索欲望。

遊戲方法

1. 在孩子睡醒後或精神狀態較好的情況下，讓其舒適地躺在床上。在孩子眼前 20~25 公分處，家長拿著紅色的毛絨玩具慢慢抖動，使其進入孩子的視線，然後緩緩地左右移動玩具，使孩子的視線追隨眼前移動的玩具。
2. 可以將玩具由遠及近或由近及遠地移動，仔細觀察孩子的目光如何跟隨玩具移動或轉動。
3. 追視遊戲一天可反覆做 3~4 次，每次時間不宜過長，以 3~5 分鐘為佳。玩具必須拿穩，以防摔落碰傷孩子。移動物品的速度不能過快，否則會引起孩子的視覺疲勞。

數位圖案遊戲：訓練動態視力

能夠用目光迅速且清晰地捕捉到移動物體的孩子，其動態視力非常好。處於成長期的孩子，訓練動態視力可以使他們的行動變得敏捷，學習能力和體力得到提高，甚至可以幫助他們形成良好的性格。

> **遊戲目的**　透過移動數位圖案，讓孩子快速讀數，不僅有助於提高孩子的眼球運動能力，還能提高其專注力。

遊戲方法

用數位標記 8 個圖案，單眼按 1 → 8 的順序追讀。

1. 遮住自己的一隻眼睛，用另一隻眼睛追讀 1~8，重複 4~5 次。
2. 同樣的方法，換另一隻眼追讀。
3. 兩隻眼睛一起追讀。

結束後，按照 8 → 1 的順序再次進行前面的練習。堅持 4~5 分鐘。習慣以後，可以隨意選擇自己喜歡的數字練習。這個練習不僅能夠鍛鍊睫狀肌，還能鍛鍊孩子的眼神，適合 3~12 歲孩子。

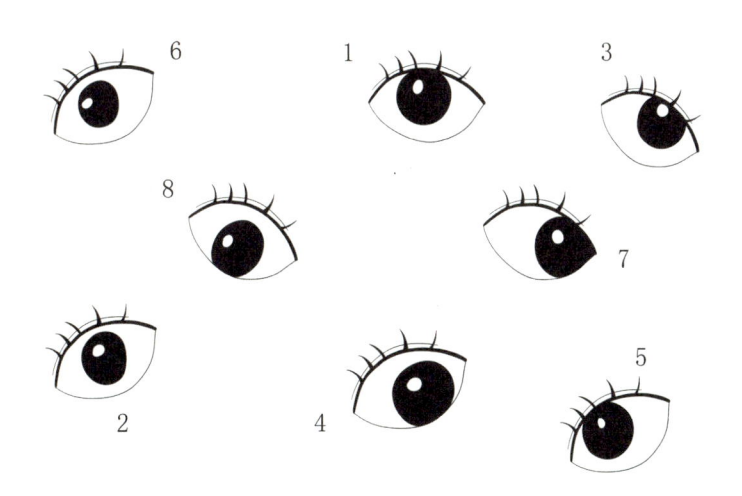

食指遊戲：提高視覺靈敏度

食指遊戲可以讓孩子放鬆身心，提高視覺靈敏度。

☼ 食指遊戲（適合 3~12 歲孩子）

> **遊戲目的**　將豎立在眼前的食指拉近、拉遠、上下左右移動，可以鍛鍊眼睛周圍的肌肉。

遊戲方法

1. 雙眼注視前方豎立的食指，然後緩緩向上移動食指至 40 公分處，目光隨食指移動，盯著指尖從 1 數到 10。
2. 將食指恢復原位，然後用同樣的方法將食指向下移動至 40 公分處。
3. 將食指恢復原位，然後向右移動。
4. 將食指恢復原位，然後向左移動。

按照以上步驟練習 5~6 分鐘。每天 2~3 次。

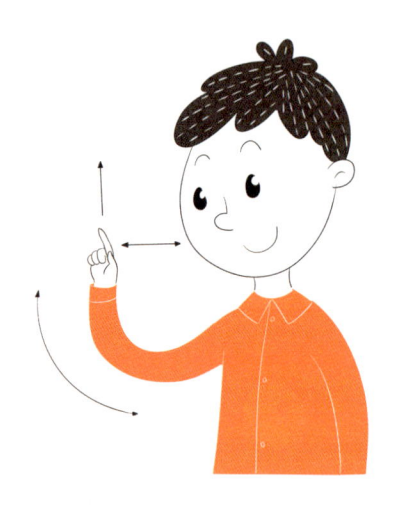

> 食指遊戲的要點是身體放鬆，頭不要擺動，僅眼睛移動。

新型眼球保健操，
簡單操作護眼好

科學有效的眼球保健操

　　新型眼球保健操能夠彌補傳統眼保健操的不足，具備按摩眼周穴位和促進眼球運動的雙重作用。眼球運動最大的好處是加速眼球周圍肌肉的血液循環，達到緩解視覺疲勞之目的。

　　具體做法：讓孩子注視正前方的手指，手指從遠處移動到近處，然後在左側、右側、上方、下方等方位隨著音樂的節奏不斷移動，眼球追隨手指的軌跡做順時針和逆時針運動。

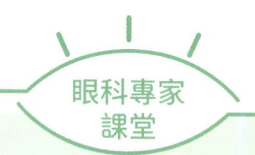

眼科專家課堂

青少年超過 18 歲，近視度數不會再增加嗎？

眼科學界有個舊觀點，青少年到 18 歲眼睛就定型了，近視度數就不會再增加。如今這個觀點已被顛覆。近年來，人們大量使用電腦、手機等電子產品，導致有些成年人在 30 歲以後，近視度數還在增加。

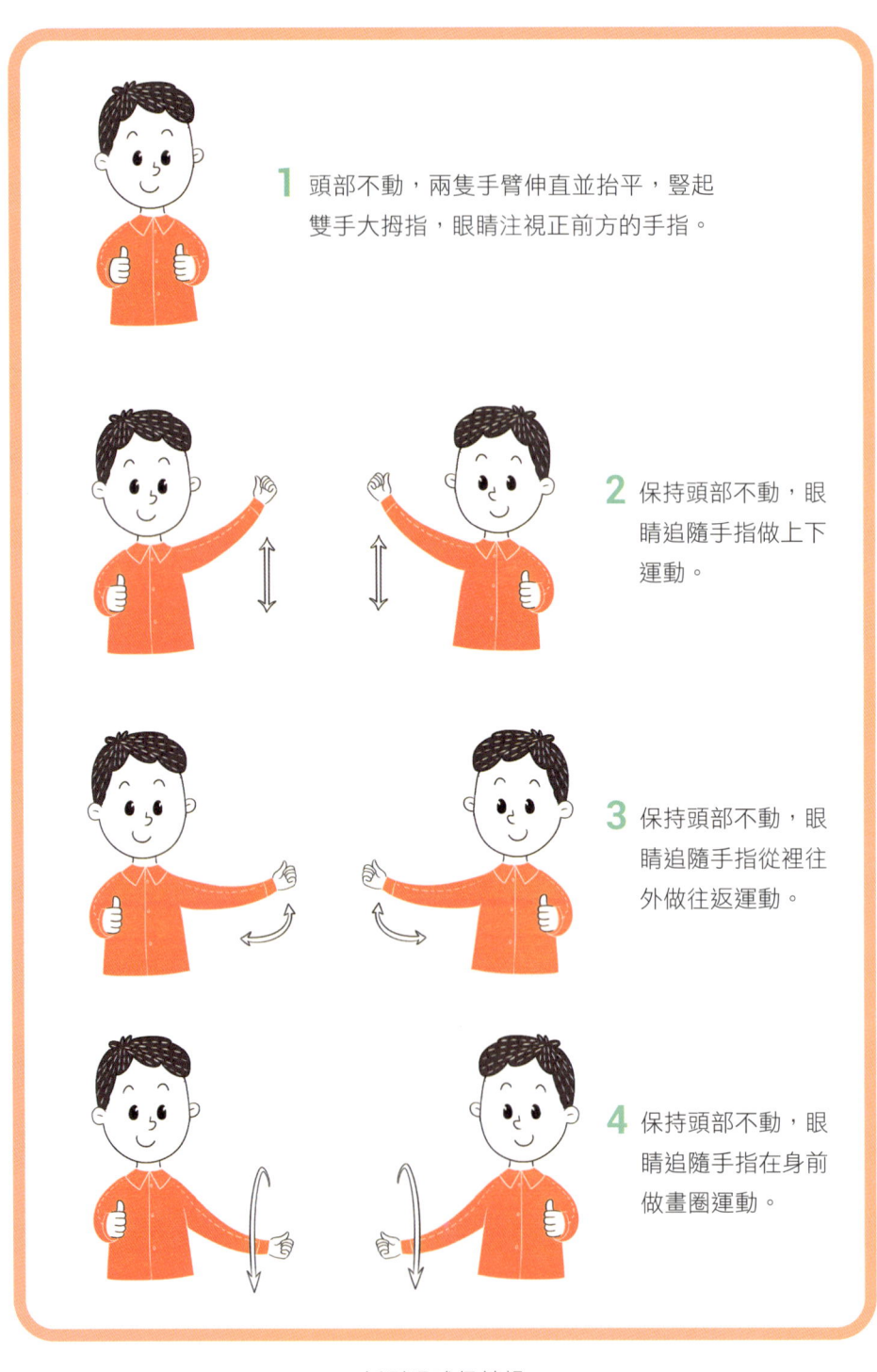

1. 頭部不動，兩隻手臂伸直並抬平，豎起雙手大拇指，眼睛注視正前方的手指。

2. 保持頭部不動，眼睛追隨手指做上下運動。

3. 保持頭部不動，眼睛追隨手指從裡往外做往返運動。

4. 保持頭部不動，眼睛追隨手指在身前做畫圈運動。

新型眼球保健操

隨時隨地都能做的眼內瑜伽操

眼內瑜伽操，又稱「眼球晶體操」，是一種簡便的眼球放鬆調節法，可與眼球保健操配合使用。

☀ 眼內瑜伽操的原理

當孩子看近處的時候，眼內的調焦系統是緊張的；當孩子看向遠處物體的時候，眼內的調焦系統是鬆弛的。如此反覆，可以調動眼睛的調焦系統，使其不斷緊張鬆弛，達到預防近視的目的。如果把眼球運動操比成跳動感街舞，眼內瑜伽操就像是沉穩的民族舞，二者一動一靜，相輔相成。

☀ 眼內瑜伽操的步驟

1 伸出手臂，手掌置於眼前，距離以能看清手掌的掌紋為準。

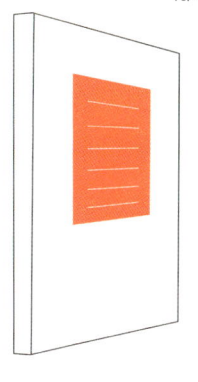

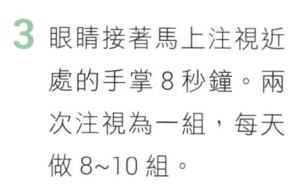

2 眼睛注視近處的手掌 8 秒鐘，再馬上注視遠處 5 公尺外牆上的文字 8 秒鐘。

3 眼睛接著馬上注視近處的手掌 8 秒鐘。兩次注視為一組，每天做 8~10 組。

眼睛也要做做健康操

課間休息時間做健康操,能夠促進身體血液循環,強身健體。我們的眼睛也需要做「眼睛健康操」,減輕視覺疲勞,養護雙眼。做眼操時注意頭部保持不動,只動眼睛。

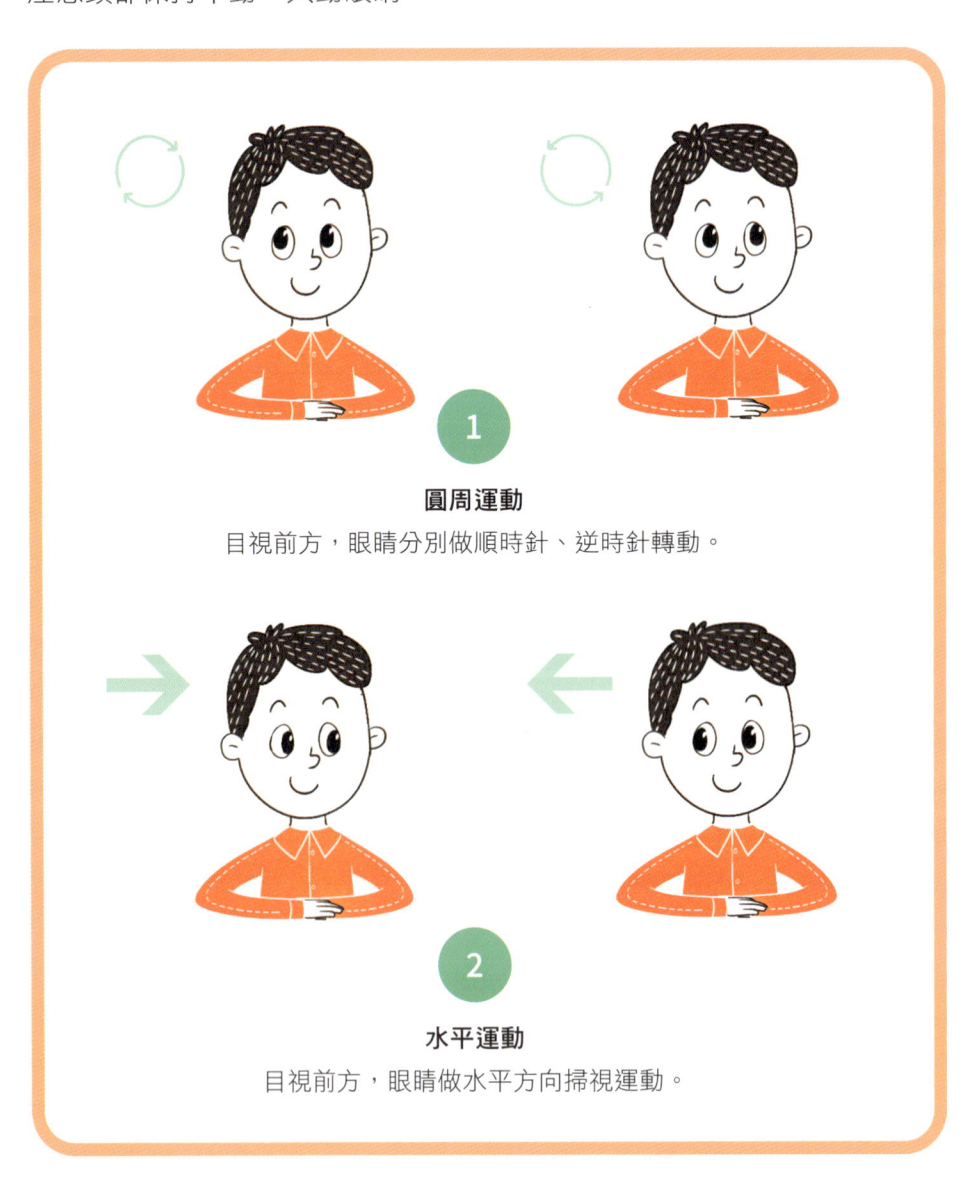

1

圓周運動

目視前方,眼睛分別做順時針、逆時針轉動。

2

水平運動

目視前方,眼睛做水平方向掃視運動。

3 垂直運動

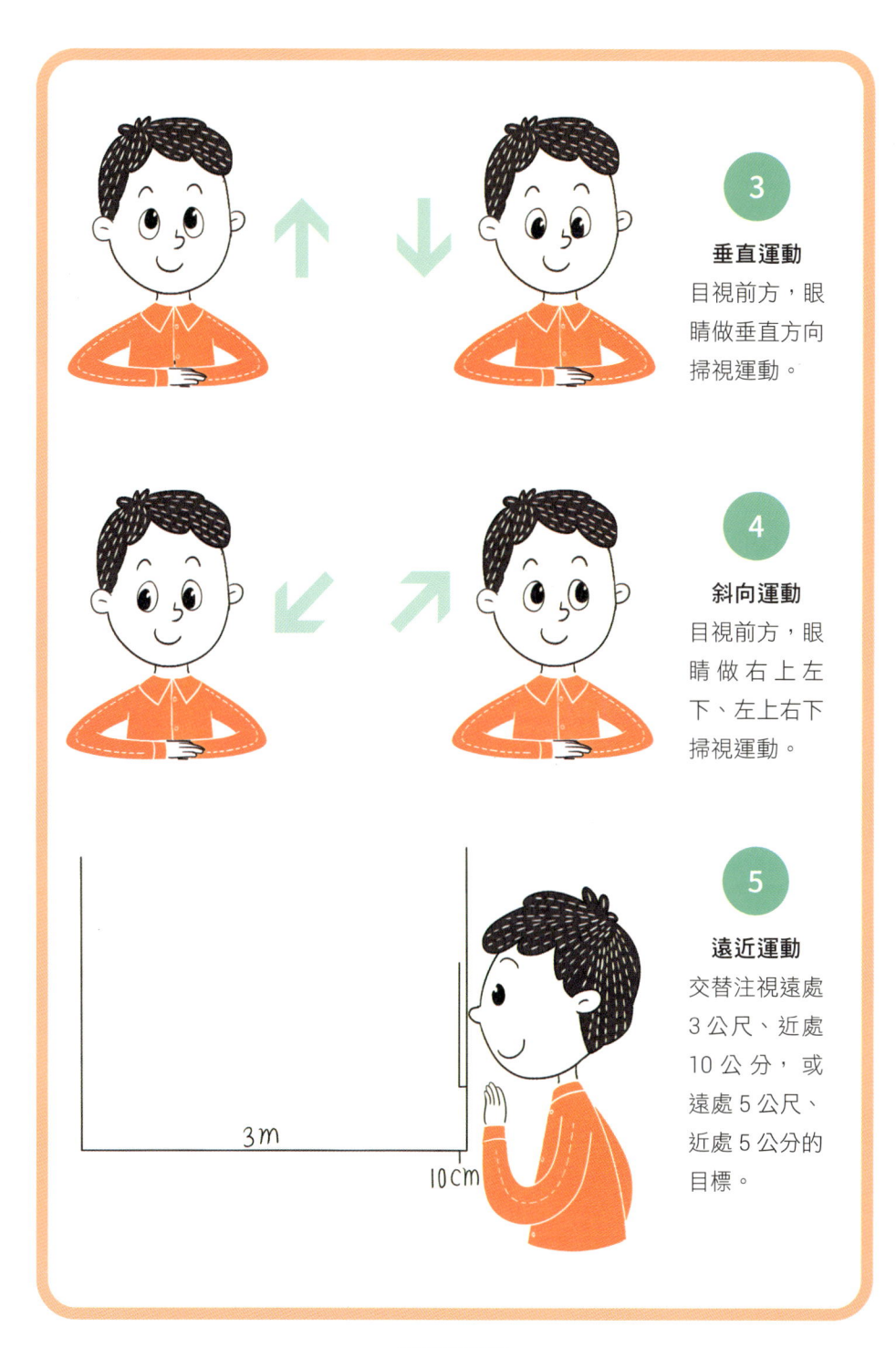

目視前方,眼睛做垂直方向掃視運動。

4 斜向運動

目視前方,眼睛做右上左下、左上右下掃視運動。

5 遠近運動

交替注視遠處3公尺、近處10公分,或遠處5公尺、近處5公分的目標。

眼睛健康操

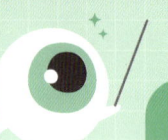

專題：晚上學習的養眼小訣竅

要讓孩子在晚上高強度近距離持續用眼的時候，最好做到勞逸結合，眼睛休息，注意以下幾點：

1. 燈光要明亮柔和，不可太亮也不可太暗。

2. 護眼燈放在主力手的對側。

3. 看書 20 分鐘，需要休息及遠眺。

4. 最好用深色的鉛筆在白紙上寫字，鉛筆的顏色和紙張一定要反差明顯。

5. 最好採用可調節式的桌椅，讓孩子保持良好的讀寫姿勢。

眼科专家課堂

學習的休息時間，看窗外能讓眼睛放鬆？

孩子晚上學習時間長，休息時遠眺窗外，只要看得清楚，能注視到目標，都是有一定幫助的。如果室外太黑暗看不清楚，作用就不大。

PART 4

孩子近視了怎麼辦？
看看眼科醫生這樣說

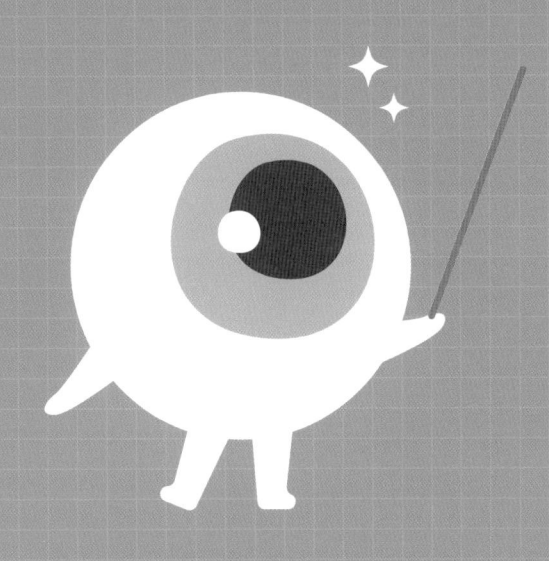

瞭解近視真相，
揭開眼睛的神祕面紗

為什麼現在的小學生特別容易近視？

☀ 長時間近距離過度用眼

近幾年，頻繁的線上課增加了孩子們的用眼負擔。休息和娛樂時間，孩子們的眼睛也從看書轉到了看手機、iPad、電腦、電視等電子螢幕，不少孩子已經成為「電子螢幕控」。這種用眼方式的改變，被認為是導致近視的主要原因。

長時間近距離注視電子螢幕會導致近視，一方面電子螢幕對眼睛有刺激，另一方面會使眼睛的睫狀肌疲勞、痙攣，加快眼軸增長的速度，加速遠視儲備的消耗，甚至導致近視的發生。

☀ 讀寫姿勢不對

有的孩子平時看書、寫作業、使用電子產品時，喜歡趴在課桌上或躺在床上，坐姿不正、歪頭、歪身子等，都是不正確的讀寫姿勢。如此長時間近距離用眼會導致眼軸變長，從而增加近視度數。因此，家長平時一定要規範和監督孩子的讀寫姿勢，保持坐姿端正，不在走路、坐車或躺臥時閱讀，這樣才能更好地保護眼睛。

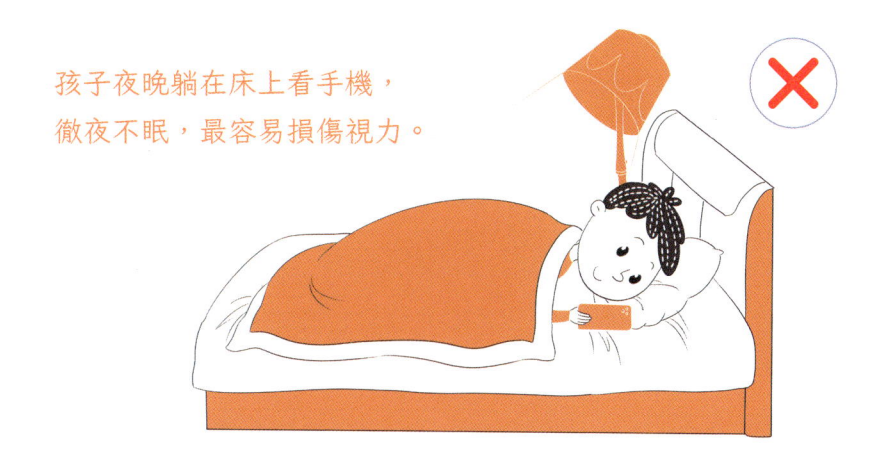

孩子夜晚躺在床上看手機，徹夜不眠，最容易損傷視力。

☀ 長期睡眠不足，睡眠品質差

有研究發現睡眠時間不足和睡眠障礙也可能是兒童近視的誘發因素。睡眠紊亂可能會干擾或中斷控制眼球正視化過程的調節機制，從而導致屈光不正。因此，良好的睡眠對孩子的眼睛發育有著重要作用。

好睡眠包括睡眠深度和睡眠時間兩個方面，高品質的睡眠可以使疲勞感消失、頭腦清醒、精力充沛。下面的方法能夠幫助孩子克服睡眠障礙，養成良好的睡眠習慣。

1　維持足夠的睡眠時間

美國睡眠基金會建議 3~5 歲學齡前兒童睡眠時間為 10~13 小時，6~13 歲學齡期兒童睡眠時間為 9~11 小時。規律的入睡和睡醒時間，對兒童健康發育很重要。

2　提供良好睡眠環境

臥室不擺放電視等娛樂設施；維持安靜的環境、適宜的濕度和溫度，以不影響睡眠為宜；還應調整和保持良好的睡眠姿勢（側臥位）及適宜的枕頭高度（10 公分左右）。

3	睡前避免過多光照刺激	光線會抑制褪黑素的分泌，後者對調節睡眠和視網膜晝夜節律非常重要，孩子入睡前應避免在燈光下學習、看電視、看手機等。此外，睡眠期間不使用小夜燈等照明設施。
4	適度的活動量	白天讓孩子參與適度的體育活動，不僅可以增強體質，還能促進大腦發育，晚上更容易入睡，提高睡眠品質。
5	睡前避免攝入咖啡因	白天攝入充足的水分和食物，睡前避免攝入含有咖啡因的食物，如濃茶、咖啡、巧克力、機能飲料等。
6	父母的關愛有安全感	父母的愛護讓孩子更有安全感，幫助兒童排除心理上的問題。要儘量避免那些可能引發夜驚症的事情發生，從客觀上解除兒童的心理壓力。

眼科專家課堂

有改善視力的飲食偏方嗎？

儘管有些營養素比如葉黃素、維生素 A 等，對於眼睛的發育和維持眼睛健康十分重要，但是富含這類營養素的食物並不能給予孩子超群的視力或者治癒已經形成的近視。所以大家千萬不要迷信一些民間流傳的可以防治近視或改善視力的偏方、祕方。孩子在日常生活中均衡飲食、葷素搭配、多吃蔬果，和富含優質蛋白質的食物，並且不挑食、不偏食，少吃甜食、碳酸飲料和油炸食品，就能夠為眼睛發育提供必需的營養物質。

你家孩子屬於哪種類型的近視？

按照不同的標準，近視有不同類型。分辨孩子的近視類型，可以說明醫生根據孩子的實際情況進行針對性矯正，讓孩子獲得更好的視覺功能。想要判斷孩子屬於哪種類型的近視，應該到正規的醫療機構進行科學的驗光檢查，依據檢查結果得出結論，切勿盲目判斷而耽誤孩子視力的最佳控制期。

☀ 根據近視程度分類

近視程度有深有淺，按照屈光度的高低，近視可以分為輕度近視、中度近視、高度近視三種類型。

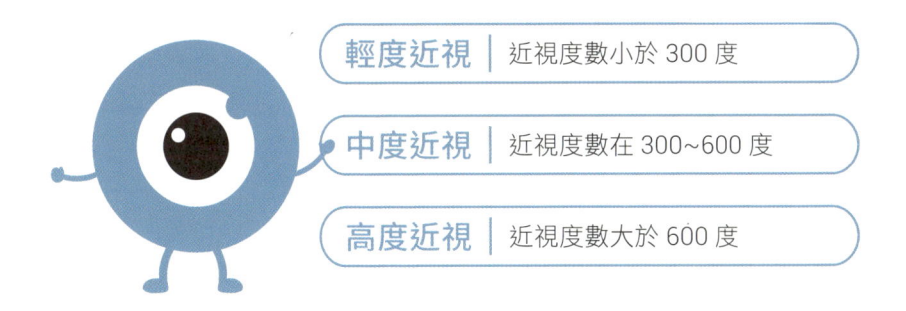

輕度近視	近視度數小於 300 度
中度近視	近視度數在 300~600 度
高度近視	近視度數大於 600 度

☀ 根據引起近視的原因分類

軸性近視：眼軸發育過長，超過正常範圍，外界平行光線進入眼內聚焦於視網膜之前。是目前最常見的兒童青少年近視類型。

屈光性近視：眼軸長度正常或基本在正常範圍內，由於角膜或晶狀體曲率過大，屈光力超出正常範圍，使外界平行光線進入眼內聚焦於視網膜之前。

混合性近視：既有屈光性近視，又有軸性近視。

☀ 根據是否發生病理變化分類

單純性近視：眼球在發育期形成的近視，等到發育停止，近視也趨於穩定，屈光度數一般在 600 度之內，也稱生理性近視。這種近視由遺傳因素和環境因素共同作用，且不伴隨明顯的病理變化，屬於多基因遺傳。

病理性近視：發育停止後近視仍在進展，又稱進行性近視。大多數患者近視度數在 600 度以上。這種近視受遺傳因素影響較大，通常伴有眼底的病理改變，為單基因遺傳。

單純性近視，沒有想像中那麼可怕

☀ 單純性近視危害小於病理性近視

一般來說，輕度、中度近視屬於生理性近視，這類近視比較常見，一般到 20 歲以後，近視度數會逐漸穩定。而重度近視中有一種極具危險性的病理性近視，除了視力下降以外，還會出現眼底病變，引發很多問題，嚴重的甚至會導致失明。病理性近視一旦發生，尚無有效的方法進行控制或者逆轉。如果出現了眼底病變或者其他眼部併發症，可以透過對症治療，如藥物、手術等方法來防止視力繼續受損。

藥物治療：時至今日，還沒有可以治療病理性近視的藥物。但對於眼部併發症，則可以透過藥物進行治療。脈絡膜新生血管（CNV）是病理性近視最常見的眼底併發症，可以透過光動力療法或者眼內注射抗血管內皮生長因數來治療。

手術治療：病理性近視可能會引起黃斑裂孔或者視網膜脫離。對於這類併發症，可以透過手術來進行治療。此外，後部鞏膜加固術能在一定程度上控制進行性病理性近視，降低眼底併發症出現的可能性。

<table>
<thead>
<tr><th>病理性近視表現</th><th>單純性近視表現</th></tr>
</thead>
<tbody>
<tr><td>1 很多病理性近視患者在青春期前後就開始出現視力下降，近視度數進展很快。成年後會趨於穩定。</td><td>1 青春期出現，生長發育結束後近視度數趨於穩定。</td></tr>
<tr><td>2 眼科檢查時，發現眼軸明顯延長，長度多與屈光度相關。</td><td>2 遠視力低於正常水準，近視力及其他功能是正常的。</td></tr>
<tr><td>3 出現眼底病變時，患者會感覺視野某處出現視物模糊，並且會逐漸加重，造成視力損傷甚至失明。</td><td>3 近視屈光多為輕度或中度。</td></tr>
<tr><td>4 進行專業的眼底檢查時，會發現特徵性的眼底改變。</td><td>4 通常不會發展為病理性近視。</td></tr>
<tr><td>5 驗光檢查時，會發現視功能明顯受損，遠、近視力都會下降，視野、光覺及對比敏感度等也可能出現異常。</td><td></td></tr>
</tbody>
</table>

☀ 近視不可怕，關鍵在於及時改變用眼習慣

近視其實並不可怕，以照相機來做比喻，近視只是「焦距」沒有對準，「底片」和「零部件」並沒有損壞。只要把焦距調準（戴上眼鏡），眼睛就可以正常使用。

無論哪種近視，改變不良用眼習慣都同樣重要。在相同的用眼環境下，父母都近視的孩子相比於父母不近視或有一方近視的孩子，更容易發生近視。這不是說孩子從父母那裡遺傳了近視，而是近視的父母會將不良的用眼習慣「傳染」給孩子，又把對眼睛發育不利的物理環境共用給孩子。為了不讓家裡這麼輕易就收穫一副「小眼鏡」，請父母與孩子一起改變不良用眼習慣，以期合理用眼。

低度近視雖然不可怕，但影響也很大

低度近視雖然算不上眼疾，但早發性近視，特別是低齡近視，對有些孩子仍有較大影響。一旦發現孩子近視，家長要用心引導，並及時帶孩子到專業眼科醫院就診，瞭解控制近視的方法。

☀ 近視後對身心的影響

心理影響：有的孩子因害怕父母責怪自己沒有保護好眼睛，而不敢告訴家長和老師；有的孩子天性敏感，比較在意他人注視的目光，戴眼鏡後會刻意躲避人群；也有的孩子擔心近視度數持續增加，不敢看書、玩電子產品等。這些情況都容易影響孩子的自信心和人際交往。

生活影響：有的孩子因戴眼鏡不方便，活動受限制，變得不愛運動；有的孩子覺得戴眼鏡不好看、壓迫鼻樑等，會頻繁拿下眼鏡，從而增加視覺疲勞。這些情況都可能進一步加深近視，形成惡性循環。

典型案例

孩子近視不敢說？戴眼鏡認知要更新

星星是四年級的小學生，最近老師發現她注意力不集中，體育活動也不積極參加，常常一個人躲在角落，不像從前那樣活潑了。老師和星星交談後得知，星星看不清遠處的物體已經有一段時間了，但她不敢告訴父母，害怕近視是因為看電視、玩電子產品引起的，而招來父母的責罵，害怕戴眼鏡後會被同學嘲笑。

星星的父母得知後，及時帶她去醫院做了檢查並配上近視眼鏡，與星星一起學習近視相關知識；老師也給孩子們上了一節生動的眼睛健康課，使他們認識到戴眼鏡和做眼保健操都是保護眼睛的重要措施。在父母和老師的正確引導下，星星終於打開心結，不再害怕戴眼鏡，又恢復了往日的活潑。

☀ 告訴孩子及時配眼鏡的重要

兒童處於生長發育期，近視度數會隨著生長發育逐年加深，再加上學業壓力大、用眼負擔重，如不及時矯正，即使度數再低，將來也可能發展成為高度近視。兒童發生近視的年齡越小，將來發展成為高度近視的機率就越大。戴眼鏡不僅可以矯正屈光不正，使視物清晰，更重要的是可以幫助眼睛保持正常的調節功能，減輕視覺疲勞，達到控制近視加重的作用。當孩子懂得及時矯正的重要性，心理負擔就能相對減小，可以提升孩子戴眼鏡的積極性。

最終是否近視，由眼軸長短決定

人的眼球類似於球形，眼軸是眼球的前後徑長度，眼軸的長度是決定屈光狀態的主要因素之一，顯然是比驗光度數和視力等更精準、變化更敏感的指標。隨著近視的發生，眼球前後徑也會隨之變長，醫生可以透過眼軸長度判斷眼球發育是否正常，從而幫助孩子制定合適的近視控制方案。

☀ 成長過程中眼軸的變化

像身高一樣，每個人的眼軸從出生到衰老，是不斷增長的。在 3 歲之內增長較快，3~15 歲增長較為緩慢。

人出生時眼球很小，眼軸約 16.5 毫米（mm）；6 歲時平均眼軸約為 22.46 毫米；7~8 歲時增長幅度較明顯，為 0.22 毫米；15 歲時平均眼軸約為 23.39 毫米。每個孩子的角膜曲率不一樣，所以其眼軸基數也不同，不能只透過眼軸長度判斷孩子的近視趨勢，而是應該關注眼軸的增長速度。發育期兒童的眼軸增長過快，可能是導致近視發展的因素之一，但應考慮正常生長發育的眼軸增長情況。

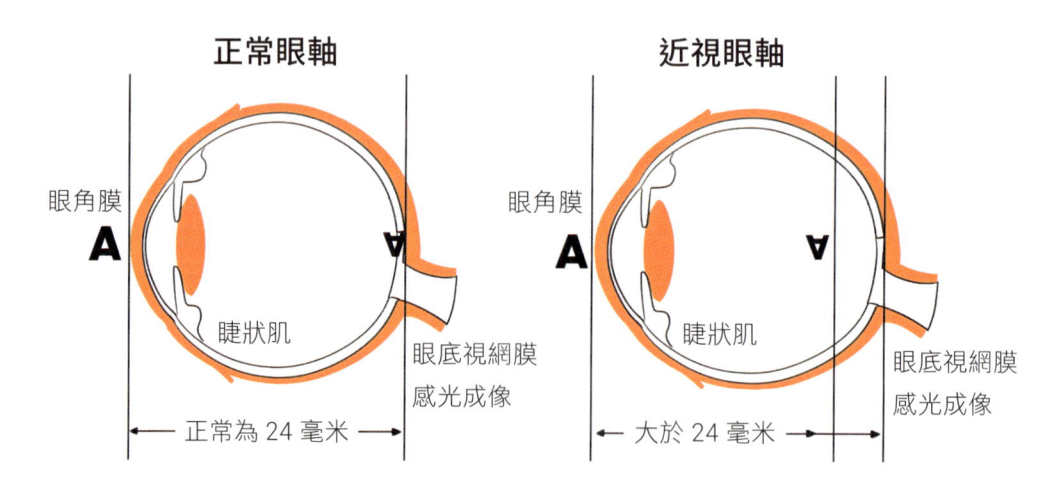

正常眼球與近視眼球對比示意圖
眼軸每增長1毫米（mm），近視度數增加約300度。

☀ 眼軸與近視的關係

眼睛之所以能看到清晰的目標，是由眼軸的長度和眼內的屈光介質決定的。每個人出生時眼睛都是遠視狀態，隨著年齡增加，眼軸也在增長，如果後期眼軸因為種種原因過度增長，超出正常標準，就會出現近視。

眼軸越長，眼球這個「氣球」就會被吹得越大，因此近視度數只會持續增加，或停止增加，但不會減少，同時會造成視網膜牽拉，讓其持續變薄，進而導致視網膜病變，甚至出現視網膜脫離等嚴重問題。所以測量眼軸在近視控制中有著很重要的意義。

1. 眼軸的快速增長領先於近視發生，眼軸是比屈光度數更有效的近視預警評判標準。同時，眼軸與近視性眼底併發症相關。

2. 近視初發期前後的兩年內，兒童屈光發育的各項參數變化最快，需要密切追蹤，建議及時建立屈光檔案，積極配合矯正。

☀ 哪些人需要定期檢查眼軸？

學齡兒童和青少年建議每半年檢查一次眼軸，紀錄孩子眼球發育情況及近視增加速度，做到心中有數。

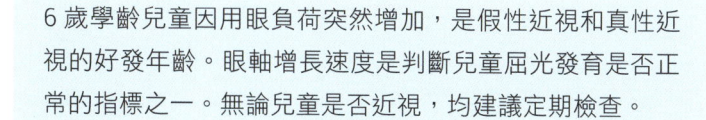

學齡兒童　6歲學齡兒童因用眼負荷突然增加，是假性近視和真性近視的好發年齡。眼軸增長速度是判斷兒童屈光發育是否正常的指標之一。無論兒童是否近視，均建議定期檢查。

青少年　青少年由於課業負擔重、電子產品使用較多，是近視發生和發展的高發人群。定期檢查眼軸能更好地監控青少年視力的發展，及時採取控制措施。

☀ 關注眼軸長度比近視度數更重要

想獲得準確的近視度數需要進行散瞳驗光檢查，眼軸的測量不需散瞳就能測到準確數值。眼軸的增長同樣可以客觀地反應近視進展情況。

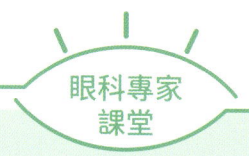

眼科專家課堂

如何測量眼軸？

測量眼軸不需要散瞳，僅需下巴和額頭緊貼儀器，保持頭部不動，眼睛注視鏡頭中的小紅點就行，一般測量雙眼幾分鐘就可以完成，整個過程沒有任何疼痛感，是一種安全、無痛的檢查，3歲的孩子都可以配合。

不同醫院使用的不同品牌的眼軸測量設備，測量結果之間存在一定的差異，一般建議始終用同款設備進行測量，方便連續多次測量值之間的對比，資料會更準確。家長不要執著於眼軸長度的絕對數值，每3~6個月複測眼軸，觀察眼軸增長的速度，這樣才能對孩子近視的發展做出準確的判斷和控制。

長眼軸對眼球帶來的損傷是不可逆的，一旦出現近視併發症，會降低晚年生活品質。眼軸超過 25.6 毫米（mm）的人群，80% 都存在近視導致的視網膜變性改變，對視力的影響程度也不同。近視度數越高，在 40~60 歲出現致盲併發症的機率越高。如果近視出現的年齡過早，隨著近視度數的增加，眼軸長度不斷增加，極易拉薄視網膜和血管層（脈絡膜），為成年之後的視網膜裂孔、開角型青光眼、脈絡膜新生血管等併發症埋下隱患。所以需要儘早控制近視發展，避免出現高度近視，引起嚴重的併發症。

拒絕早發性近視：
近視的年齡越小，問題越嚴重

早發性近視（先天性近視）主要是由遺傳因素決定的，也可以理解為「近視易感體質」。對於早發性近視，主要是在早期控制眼軸增長，預防出現眼底併發症。

☀ 早發性近視，眼軸不可控生長

早發性近視一般發生在 15 歲以前，發生的年齡越小，孩子器官的可塑性就越好，鞏膜受到刺激被牽拉的能力越強，度數就增加得越快。近視發生的風險一直到 20 歲，停留在近視風險期時間越長，高度近視的可能性越大，發生近視病理改變的風險也越大。如果孩子長期近距離過度用眼，導致睫狀肌始終處於緊張調節狀態，誘發高度近視的機率就會增高。

另外，由於遺傳性的後鞏膜支撐較為薄弱，早發性近視會表現為一種病理性的、不可控的、終身性的眼軸增長。隨著眼軸過度增長，眼球壁的三層結構（鞏膜、脈絡膜、視網膜）被機械性拉伸而變薄，日積月累就可能出現眼底病變，這是全球範圍內引起失明的主要原因之一。

誘發早發性近視的因素

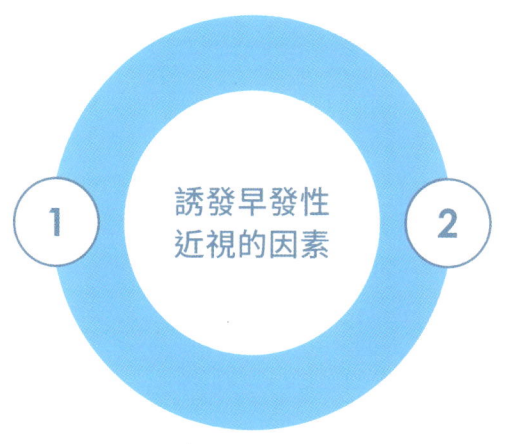

1 近視有一定的遺傳因素，父母雙方或一方有近視，尤其是高度近視，在同樣的用眼強度下，其子女出現近視的機率就會高一些。

2 較高強度的學習任務、戶外活動時間不足、睡眠不足等環境因素。

早發性近視對孩子的影響

1 近視發展的程度與發病年齡呈現正相關，其發生在 5~6 歲的早期近視，較容易在 5~6 年內發展為獲得性高度近視。

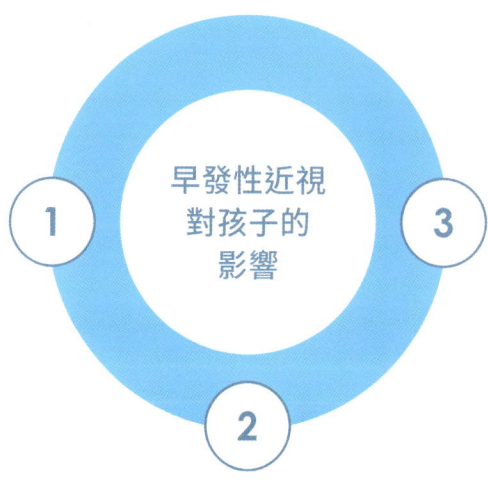

3 近視的孩子坐在教室比較後排位置，會看不清楚黑板上的字跡，上課注意力難以集中，影響學習。

2 有些職業對視力的要求比較高，例如：警察、消防員等。如果是先天性近視且度數較高，選擇的職業就會受到限制，影響孩子未來的職業規劃。

真假近視傻傻分不清，
掌握分辨第一步

把假性近視當成真性近視，
會影響孩子未來的生活和職業選擇

假性近視並不是真近視，是因為用眼過度導致的視力下降或是調節痙攣引起的視力不良，所以平時要監督孩子正確用眼，適當休息和專業治療可以逐漸恢復視力。

☀ 眼睛看不清楚，就是近視嗎？

眼睛看不清楚，可能是多種原因導致的，也許只是單純的近視、遠視，也許是其他眼部疾病，也有可能是視功能或眼部調節出現問題。

☀ 家長提高警覺以免「弄假成真」

雖然假性近視可以透過合理用藥、改變用眼習慣、視覺訓練等方式加以改善，但它的發生也為孩子和家長敲響警鐘，如果不及時治療，便會發展為真性近視。家長切勿抱有僥倖心理，自行將「孩子第一次檢查出近視」或「孩子年齡小」等作為假性近視的判斷依據，而是應該儘快到專業眼科醫院進行檢查。

視力矯正並不是配一副眼鏡這麼簡單，更重要的是樹立正確的近視控制觀念，養成良好的用眼習慣，用科學控制近視。

> **典型案例**
>
> **假性近視怎麼辦？重視專業治療有望逆轉**
>
> 東東今年 8 歲，媽媽發現他總是瞇著眼睛看東西，遠處的東西有些看不清，擔心東東近視，便帶他去醫院檢查。經過檢查，東東右眼視力 0.5，左眼視力 0.3，電腦驗光結果為右眼 375 度近視，左眼 500 度近視！得知這一結果後，東東媽媽十分慌張，想趕緊給孩子配鏡以控制近視增長。
>
> 眼科醫生根據東東的散瞳驗光結果，結合眼軸、角膜曲率及調節力的檢查結果，認為東東是用眼過度、調節緊張導致的視力下降，也就是「假性近視」，並不是真性近視。這種情況只要減少近距離用眼，多戶外活動，充分放鬆休息眼肌，並不需要佩戴眼鏡。一個月後，經過系統治療，東東的視力已經恢復到 1.0，電腦驗光結果也顯示屈光度是正常的。

判斷孩子近視常用哪些方法？

大多數近視眼是眼軸變長導致的，長時間、近距離用眼的不良習慣會加速眼軸的增長。想知道孩子是否近視，需要到專業的眼科醫院進行系統檢查。

☀ 家長觀察孩子是否近視

當孩子出現視力問題的時候，為了看清楚，孩子會不自主地進行一些調節，家長日常要特別關注孩子有無下一頁中的「調節」動作。

如果有，則要帶孩子進行一次全面的視光學檢查。有問題及時處理，防止變嚴重；沒發現問題也沒關係，檢查結果可以紀錄到第 74 頁「視力追蹤檔案」，作為孩子眼睛健康狀況的參考資料。

孩子是否經常瞇眼、皺眉？

孩子是否看電視越來越近？

孩子是否頻繁眨眼、揉眼睛？

家長檢查孩子是否近視的方法

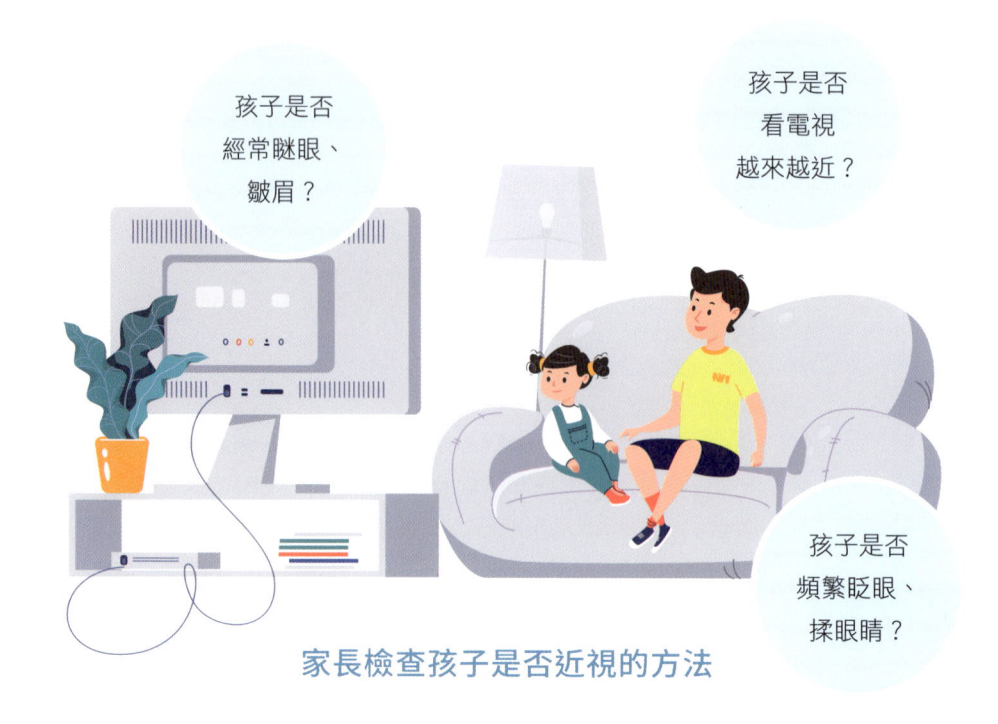

☀ 醫院如何檢查近視？

首先，醫生會給孩子做一個最簡單的電腦驗光，如果驗光結果顯示沒有遠視，僅有近視，哪怕只有 50 度，也說明孩子已經有近視趨勢了。

接著，醫生會根據孩子的年齡，結合電腦驗光、視力、角膜曲率、眼軸等檢查結果進行綜合判斷。如果孩子有近視跡象，需做散瞳驗光進行確診。如果散瞳驗光結果顯示仍然存在近視，家長就要更加重視了，說明孩子已經存在真性近視。一定要監督孩子改變不良的用眼習慣，防止近視程度持續加深。

父母看得懂驗光單，心中才踏實

☀ 驗光分為客觀驗光和主覺驗光

帶孩子到醫院驗光，比較常見的流程是：先檢查裸眼視力和電腦驗光（客觀驗光）。根據檢查結果，醫生可以初步判斷孩子的視力情況，是近視、散光，還是遠視。

如果裸眼視力下降，需要繼續進行主覺驗光，即驗光師使用綜合驗光儀等設備進一步檢查，確定屈光狀態，必要時還會檢查雙眼視覺功能。檢查完成後，可以獲得比較完整的驗光結果，包括：裸眼視力、矯正視力、球鏡度、柱鏡度、散光軸位和瞳距等參數。

> **眼科專家課堂**
>
> **視力、裸眼視力、矯正視力、視力不良，這些名稱指什麼？**
>
> **視力：** 又稱視銳度，指眼睛識別物象的能力。分為中心視力與周邊視力（即視野），前者指眼底黃斑區中心凹的視銳度，後者指黃斑區注視點以外的視力。一般所謂視力均指中心視力。識別遠方物象的能力稱遠視力，識別近處物象的能力稱近視力。
>
> **裸眼視力：** 又稱未矯正視力，指未經任何光學鏡片矯正所測得的視力，包括裸眼遠視力和裸眼近視力。
>
> **矯正視力：** 指用光學鏡片矯正後所測得的視力，包括遠距矯正視力和近距矯正視力。
>
> **視力不良：** 又稱視力低下。根據國際標準視力表檢查遠視力，6歲以上兒童青少年裸眼視力低於1.0即為視力不良。其中，0.8≤視力≤1.0為輕度視力不良；0.4≤視力≤0.6為中度視力不良，視力是≤0.3為重度視力不良。兒童青少年視力不良的原因多見於近視、遠視、散光等屈光不正，以及其他眼疾（如弱視、斜視等）。

☀ 教你看懂驗光單

根據下圖中的驗光結果可知：右眼 125 度近視、50 度散光、散光軸位 153；左眼 25 度近視、125 度散光、散光軸位 176；鏡眼距 12 毫米（mm）；瞳距 60 毫米。

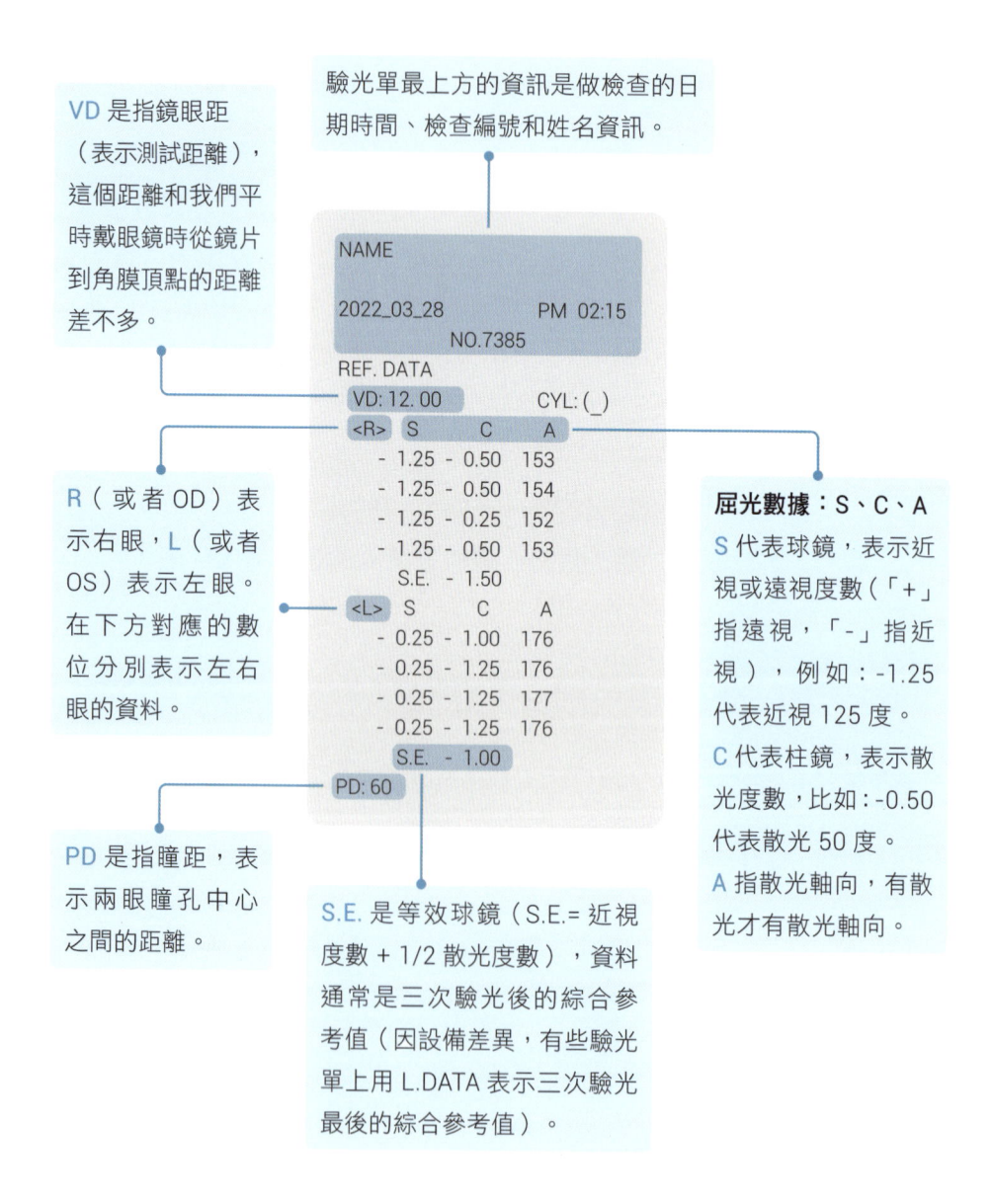

VD 是指鏡眼距（表示測試距離），這個距離和我們平時戴眼鏡時從鏡片到角膜頂點的距離差不多。

驗光單最上方的資訊是做檢查的日期時間、檢查編號和姓名資訊。

```
NAME
2022_03_28          PM  02:15
           NO.7385
REF. DATA
VD: 12.00           CYL: (_)
<R>   S      C      A
    - 1.25 - 0.50  153
    - 1.25 - 0.50  154
    - 1.25 - 0.25  152
    - 1.25 - 0.50  153
      S.E. - 1.50
<L>   S      C      A
    - 0.25 - 1.00  176
    - 0.25 - 1.25  176
    - 0.25 - 1.25  177
    - 0.25 - 1.25  176
      S.E. - 1.00
PD: 60
```

R（或者 OD）表示右眼，**L**（或者 OS）表示左眼。在下方對應的數位分別表示左右眼的資料。

屈光數據：S、C、A
S 代表球鏡，表示近視或遠視度數（「+」指遠視，「-」指近視），例如：-1.25 代表近視 125 度。
C 代表柱鏡，表示散光度數，比如：-0.50 代表散光 50 度。
A 指散光軸向，有散光才有散光軸向。

PD 是指瞳距，表示兩眼瞳孔中心之間的距離。

S.E. 是等效球鏡（S.E.＝近視度數 + 1/2 散光度數），資料通常是三次驗光後的綜合參考值（因設備差異，有些驗光單上用 L.DATA 表示三次驗光最後的綜合參考值）。

散瞳對眼睛有壞處嗎？

兒童驗光前一般都要散瞳，散瞳驗光可以查出孩子真實的屈光狀態。

☀ 不需對散瞳驗光感到畏懼

散瞳驗光在醫學上被稱為睫狀肌麻痺驗光，是在驗光前使用睫狀肌麻痺劑，使眼睛的睫狀肌麻痺、調節放鬆，以便客觀準確地檢測眼睛的屈光狀態。對於那些由於調節痙攣導致的假性近視，以及某些因調節過度產生的視覺疲勞或近視進展快的患者，散瞳還是很有效的治療措施。

睫狀肌麻痺劑點眼的不良反應發生率非常低，即使有也是輕微的、可以完全恢復。家長不必對兒童散瞳驗光感到畏懼。

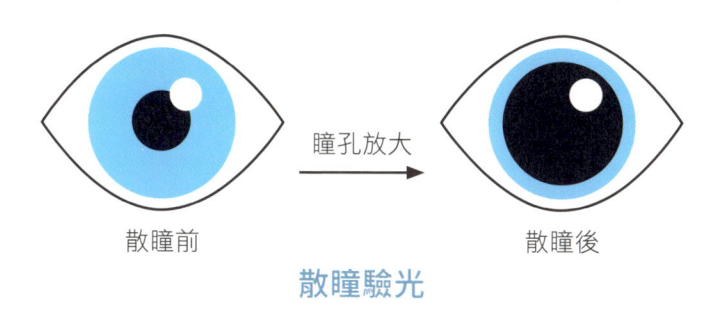

散瞳驗光
散瞳前 → 瞳孔放大 → 散瞳後

☀ 散瞳驗光的方法有哪些？

快速散瞳驗光：適用於 12 歲以上的孩子，散瞳藥物為複方托吡卡胺眼藥水（Compound Tropicamide Eye Drops），每隔 5 分鐘滴眼一次，連續六次後休息 20 分鐘即可做檢查，整個過程大概需要 1 小時，散瞳後 6~8 小時瞳孔恢復正常。這種散瞳藥效時間短，不會影響孩子的學習和日常生活。一般適用於近視兒童的驗光。

中速散瞳驗光：適用於 6~12 歲兒童。常用散瞳藥物為鹽酸環噴托酯眼藥水（Cyclopentolate Hydrochloride Eye Drops），在醫院現場點藥水後，瞳孔恢復時間為 3~7 天。使用中速散瞳眼藥水可以得到準確的

驗光結果，瞳孔恢復相對較快，適合非弱視的 6~12 歲學齡期兒童使用。

慢速散瞳驗光：家長在醫生指導下自行給孩子點眼藥水。一般使用阿托品眼用凝膠，用藥時間 3~5 天不等。如連續 3 天用藥，每天點眼 3 次，早、中、晚各間隔 3 小時以上，點入下眼瞼內，雙眼每次各 1 滴。第 4 天來醫院驗光，散瞳後 2~3 週瞳孔恢復正常。慢速散瞳能夠使睫狀肌充分麻痺，驗光結果更準確。適合於年齡偏小或患有斜視弱視的孩子。

注意事項：點散瞳藥水後，需壓迫內眥角處淚囊區 5 分鐘，避免藥物經淚道流入鼻腔，出現臉紅、發熱等不良反應；散瞳期間眼睛畏光，應避免強光刺激，尤其是強烈的陽光刺激，到戶外應戴遮陽帽或太陽鏡；散瞳期間由於瞳孔散大，視近物模糊，應避免近距離用眼；極少數孩子散瞳後出現明顯的顏面潮紅、口渴、發熱、頭痛、噁心、眼瞼水腫等症狀，可能是藥物不良反應，多數孩子停藥後症狀即可消失。如果出現上述症狀，應叮嚀孩子多喝水來促進藥物排出，必要時諮詢眼科醫生。

選用哪種散瞳劑，一定要由專業醫生根據孩子的病情來決定。

科學應對，讓孩子遠離假性近視

我們常說的假性近視僅僅是因為睫狀肌緊張引起的，除了透過戶外活動、改變用眼習慣等方式放鬆眼部肌肉之外，科學的醫療控制也可以達到較好的作用，逆轉假性近視不是不可能。

散瞳的過程就是睫狀肌充分放鬆的過程，懷疑假性近視的孩子可以透過散瞳驗光，來確定孩子目前的屈光狀態是近視還是存在遠視儲備，同時還可以充分放鬆睫狀肌，達到治療假性近視的作用。

☀ 翻轉拍給眼睛「健身」

假性近視是由於睫狀肌過度收縮造成的,並非由眼軸增長所致。如果睫狀肌能夠放鬆,力量能夠加強,其調節功能也就增強了,假性近視就能治癒。

反轉拍又稱翻轉拍、蝴蝶拍,有固定瞳距反轉拍和移動瞳距反轉拍兩種。使用度數相等的正負兩對球鏡,例如一組是近視 150 度,另一組是遠視 150 度。兩組鏡片在孩子的眼前不斷交替翻轉,達到在室內望遠、望近、放鬆睫狀肌的作用。反轉拍可以訓練睫狀肌收縮以及放鬆,對假性近視是有益處的。使用過程中一定要遵從醫囑,還要定期複查,追蹤孩子視力的發展情況。

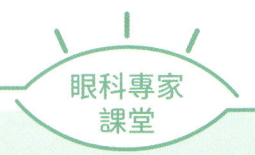

眼科專家課堂

有藥物可以治療近視嗎?

多數近視患者都是軸性近視,即眼軸過長。想要治好近視,需要再把眼軸縮短。但是這就像一個人已經長高了,再想辦法讓他變矮一樣困難。家長需要明白,近視不能治癒,一旦發生,就是不可逆的。

雖然近視無法治癒,但近年來,在控制近視領域出現了一些藥物,比如阿托品眼藥水,對近視控制有一定作用,但需要經過專業的診斷後根據實際情況,在醫生的指導下使用,並非人人都適用。

孩子有假性近視怎麼辦？

關於假性近視與真性近視

☀ 假性近視與真性近視區別

假性近視又稱調節性近視。顧名思義，假性近視實質上不是近視，可能是正視，也可能是輕度遠視，但在臨床表現上與近視一樣。實質上這是一種調節痙攣的狀態。眼睛看近處，必須使用調節才能看得清楚。距離越近，需要的調節力度也越大。只要使眼睛得到充分放鬆，恢復視力的可能性就極大。

真性近視是由於先天或後天的因素而造成眼球前後徑變長，平行光線進入眼內在視網膜前形成焦點，引起視物模糊。真性近視需要透過佩戴眼鏡矯正，或者透過夜間佩戴角膜塑型片等方法控制近視發展，近視一旦出現，則無法逆轉。

假性近視通常發生在兒童與青少年時期，真性近視在各個年齡層都有可能發生。

☀ 不以屈光度數判定真假近視

判斷孩子是真性近視還是假性近視，最簡單的方法就是散瞳驗光。散瞳後孩子視物模糊的症狀消失，視力恢復正常，且未驗出近視屈光度，就是「假性近視」；散瞳驗光測出近視屈光度，需要戴眼鏡才能看清楚，就是「真性近視」。

☀ 這兩個指標幫你判斷真假近視

判定真性近視可以分析兩個重要資料——眼軸長度和角膜曲率，兩者應該是相匹配的。近視發生後，眼軸會變長，隨著近視度數增加，這個資料還會不斷增長。如果這兩個資料匹配程度是正常的，再排除眼部器質性的病變，就說明孩子並非真性近視，無須配眼鏡，可透過改善用眼習慣和鍛鍊等方式逐漸恢復正常視力。

假性近視有三個特點

1 遠視力低於近視力，遠視力小於 1.0，近視力等於 1.0。

2 視力不穩定，休息一段時間可能轉好，再看近時又會變差。

3 療效不確切，假性近視對各種療法都表現為治療時有效，停止治療、恢復近距離用眼時又會復發。

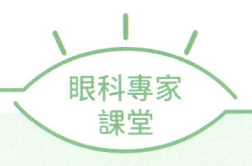

眼科專家課堂

角膜曲率是什麼？

角膜曲率是指角膜的彎曲程度，理想的角膜彎曲面應該是均勻一致的球面，正常曲率約 43.5D。角膜曲率參與決定近視度數。當角膜某些方向的彎曲度不一致時，由於不夠「圓」就會出現角膜散光，所以測量角膜曲率可以確定散光的來源。另外，角膜彎曲度過高或過低都可能與某些眼部疾病有關，需進一步檢查。

☀ 假性近視不宜立即配眼鏡

當孩子訴說視物不清楚時，家長要帶孩子做專業的眼科檢查，瞭解真假近視或其他眼部問題。不同於真性近視，假性近視的眼軸並沒有伸長，眼球結構也沒有發生變化。經過及時治療，睫狀肌得到放鬆，視力是可以恢復的。如果給假性近視的孩子佩戴眼鏡，會讓近視越來越嚴重，甚至導致真性近視。

☀ 「由假變真」才需要戴眼鏡

如果不注意用眼方式，不改變現有的不良用眼習慣，不讓眼睛充分休息，假性近視很快會向真性近視轉變。假性近視是真性近視的前期階段，是需要治療的。假性近視長期得不到有效治療，是造成真性近視的原因之一，是量變到質變的過程。成為真性近視後，就需要透過配鏡進行矯治。

現在市面上出現了形形色色的護眼方法，比如眼部按摩、眼貼、按摩儀、漸近鏡片等，這些方法只是達到輔助作用，佩戴合適的眼鏡才是防止真性近視加深的有效方法。由於現在孩子看近物的機會越來越多，由假性近視變成真性近視的時間越來越短。若不能及時找出導致孩子視力變化的原因，不改變不良用眼習慣，那麼無論用什麼眼睛保健產品，也不能阻止近視的發展。

自然療法穴位按摩，改善假性近視

中醫認為假性近視多因先天稟賦不足，後天發育不良，勞心傷神，使心、脾、肝、腎不足，臟腑功能失調，以致眼睛失養，功能減退。穴位按摩調理假性近視以補養氣血、通經明目為主。

按揉睛明穴

〔取穴〕位於眼睛內框外稍上方凹陷處。

〔方法〕用兩手拇指或食指指腹按揉孩子睛明穴100次。

〔功效〕清肝明目。

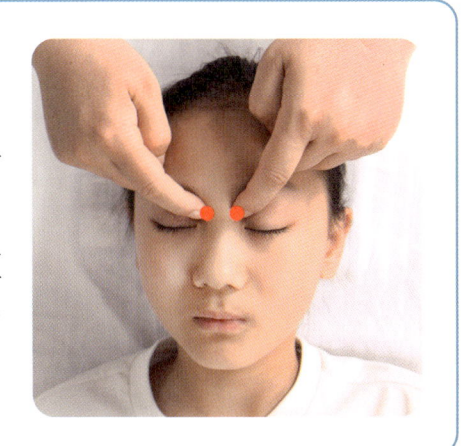

揉太陽穴

〔取穴〕眉梢和眼睛外框連線中點後方的凹陷處。

〔方法〕用兩手拇指指腹向耳方向按揉孩子太陽穴2分鐘。

〔功效〕明目。

〔功效〕明目。

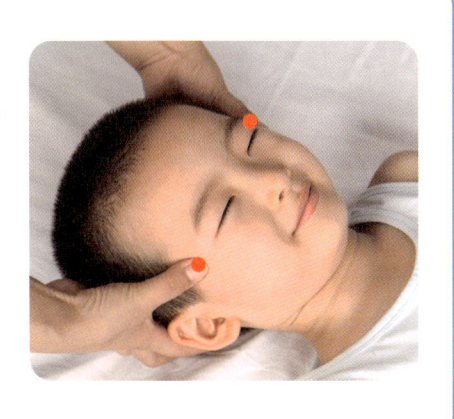

拿風池穴

〔取穴〕在頸後面的髮際位置，位於頭後面大筋的兩旁與耳垂平行凹陷處。

〔方法〕用拇食兩指指腹提拿孩子風池穴50~100次。

〔功效〕明目聰耳。

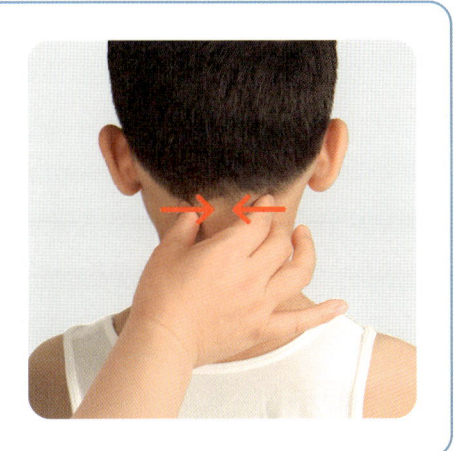

貝茨視力訓練法：改善雙眼調節功能

假性近視患者可以透過貝茨視力訓練法放鬆眼睛，緩解視覺疲勞，恢復正常視力。

☀ 貝茨視力訓練法，可減輕心理失衡引起的假性近視

假性近視既有用眼負擔過重的原因，也有受心理、情緒等各方面綜合因素影響的原因。我們知道眼睛是受大腦支配的，孩子思想有壓力，也易引起眼肌疲勞。人在焦慮、恐懼、緊張時，血管收縮，會使器官供血不足，大腦和眼睛暫時缺氧。生活中經常碰到這樣的情況：「我一著急，眼一黑，什麼都看不清楚了，腦子一片空白」。

如果孩子總是處在這些情緒下，就會產生眼肌疲勞而影響視力。貝茨視力訓練法可減輕或消除因身心緊張而造成的眼肌疲勞，從而改善視覺功能。

☀ 貝茨視力訓練法是什麼？

貝茨視力訓練法是由美國眼科醫生貝茨發明的視力訓練法。根據貝茨理論，弱視、近視、遠視和散光等視覺疾病雖然可由許多因素引起，但心理因素很常見，其中以身心緊張為最直接的原因。

貝茨認為，嚴重的精神負擔會使人產生強烈的心理壓力反應，並導致心理失衡，而精神緊張又會造成肌肉緊張，引起眼部肌肉持續痙攣。長期在這種心理狀態下學習，再養成不良用眼習慣，會加重視覺疲勞。因此，視覺不良的人需調整心理狀態，放鬆眼肌，才能改善眼睛的調節功能。

☀ 貝茨視力訓練法的操作

貝茨視力訓練法的基本方法是鬆弛、光照、運動和想像。每天堅持訓練一次,陰天或下雨時暫停。一般經過數次訓練後,視覺功能就會有明顯提高,尤其適合假性近視及視力不良的孩子。年齡大些的孩子理解力更強,能更好地掌握訓練要點,效果會更好。具體方法如下:

1 舒適地坐在有陽光的戶外,微閉雙眼,放鬆眼皮。緩慢深呼吸,放鬆全身肌肉,盡情享受陽光的撫摸。

2 按照上、下、左、右、順時針、逆時針的順序緩慢輕鬆地反覆轉動頭部。

3 繼續放鬆眼部肌肉和全身肌肉。

4 想像自己正在清晰且輕鬆地注視遠方的某個目標,隨後變換不同的方向和距離來注視不同的物體。再想像自己正在旅行,能用雙眼清晰地欣賞沿途遠近不同的景色,體驗這種清晰而又輕鬆的感覺。

5 緩緩睜開眼睛,站起來活動身體,放鬆全身肌肉。

6 進行緩慢深呼吸,數次後輕鬆地眨眨眼。

7 用雙手輕輕地按摩臉頰、眼部、頸部和雙肩,改善循環,放鬆整個身心。

晶狀體運動操:「近用」與「遠眺」結合

☀ 晶狀體有什麼作用?

晶狀體是眼球屈光系統的重要組成部分,形狀和作用與凸透鏡相似,能把遠近物體的形象清晰地呈現在視網膜上。晶狀體也是唯一具有調節能力的屈光間質,其調節能力隨著年齡的增加而逐漸降低。在青少年時期發生的屈光不正,是由於晶狀體調節能力變弱而導致的視力問題。

☀ 晶狀體運動操的執行方法

學習時採取「近用」與「遠眺」相結合的方式,讓晶狀體「運動」起來,改善調節功能、消除過度疲勞,這就稱晶狀體運動操。

晶狀體運動操有如下三種:

1. 學習一會兒,近看 1~2 分鐘,遠看 1~2 分鐘,反覆幾次。

2. 學習 20 分鐘後休息幾分鐘,讓眼睛分別凝視 0.5 公尺、2 公尺、4 公尺、5 公尺以外的目標。

3. 每天對 5 公尺外的遠處眺望 10 分鐘以上,每日 3~4 次。

注意事項:周圍環境如果沒有吸引視覺聚焦的目標存在,就成了空虛視野,達不到放鬆的效果。所以做晶狀體運動操的時候要尋找遠處的某個建築、樹木等作為注視目標,家長要鼓勵孩子儘量望向遠處的目標。

> **眼科專家課堂**
>
> **堅持遠眺,對預防近視有什麼幫助?**
>
> 眼睛在望向遠處時,睫狀肌處於放鬆狀態,不需要調節。讓孩子每天在讀書寫字、玩電子產品之後,到窗前遠眺 10 分鐘,對治療假性近視、預防近視的發生及加重,都有一定的效果。

孩子近視了，如何配眼鏡？

近視眼鏡的選擇重點

近視眼鏡有很多種，為孩子挑選眼鏡時，不能只從喜好出發，還包含很多學問。

☀ 鏡框要輕便安全

鏡框太小會在面部造成局部壓迫，產生不適感；鏡框太大會使鏡片也相對變大，眼鏡整體重量加重，影響視力和視野。由於兒童視力還處在發育期，而且活潑好動，因此選眼鏡時要考慮孩子的臉型和雙眼位置，使孩子在活動時也戴得穩，從而減少發生斜視的風險。建議兒童的鏡框選用輕便、防過敏的材質。

☀ 鏡腳和鼻托大有講究

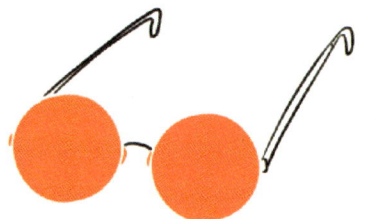

鏡腳

合適的鏡腳能確保眼鏡保持在正確的位置上，使孩子有一個清晰穩定的視野，同時還能延長眼鏡的使用壽命。最好選擇帶有防滑功能且防過敏的鏡腳。

鼻托

大多數孩子的鼻樑較低，如果鼻托較低，鏡片容易靠近眼球甚至碰到睫毛，造成孩子眼部不適。所以給孩子配鏡時，最好選擇鼻托高或者鼻托可調的眼鏡，材質上選擇軟式矽膠或U形鼻托，佩戴更舒適。

成人配鏡和兒童配鏡有什麼區別？

兒童驗光配鏡和成人驗光配鏡，完全不相同。

☀ 兒童眼睛不是縮小版的成人眼睛

兒童眼睛的組織結構尚未發育成熟。對於還處在發育中、沒有定型的眼睛，合適的眼鏡能更好地支持眼睛發育，反之則會損傷眼睛。打個比方，成人的眼睛就像是「牛肉乾」，已經定型，孩子的眼睛是「鮮牛肉」，有一定可塑性，其結構和成人的不完全一樣。兒童的眼睛並不是縮小版的成人眼睛。

因此，兒童眼鏡和成人眼鏡的驗配原則也不一樣。因為成年人眼睛已經發育成型，驗光配鏡可以根據工作需要靈活掌握，比如矯正到 0.8 或者 1.5 都可以。經常看書、使用電腦的人，可以配一副看近處清楚的眼鏡；如果是專職司機，需要配看遠處清楚的眼鏡。

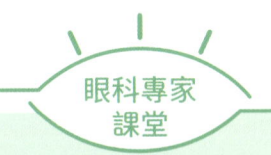

> **眼科專家課堂**
>
> **孩子戴太陽鏡好嗎？**
>
> 晶狀體是視網膜的天然屏障，能夠過濾掉部分紫外線。眼睛過多曝露在紫外線下會增加患白內障、視網膜病變等眼疾的風險。一般在城市中生活時，紫外線強度不高，不需佩戴太陽鏡，但如果兒童在陽光下曝露的時間過長，尤其在海邊或雪地中時，應該佩戴能過濾紫外線的太陽鏡。
>
> 選購太陽鏡時，需要認清正規的品牌，選擇帶有 UV400 或者 UV100% 的偏光太陽鏡，既能阻隔有害光線又不影響可視光的透過，才能達到保護眼睛的作用。

☀ 兒童驗光配鏡的最佳矯正視力值

根據配鏡原則，近視兒童配鏡時應符合最低度數最佳視力進行配鏡，5 歲以上兒童正常視力標準為 1.0。近視兒童如果故意不矯正，比如透過降低度數把矯正視力降為 0.6，這樣孩子看遠時仍需要動用眼肌調節，容易加速近視的進展；如果故意過度矯正，比如增加眼鏡度數，將矯正視力配到 1.5，會增加孩子眼睛的負擔，容易引起視覺疲勞等。

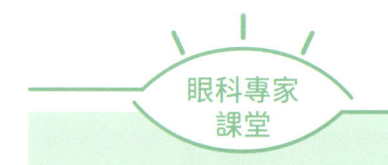

所以，希望各位家長不要糾結，請根據醫生的建議，正確科學地為孩子配眼鏡。

> **眼科專家課堂**
>
> **眼鏡配好了，長期戴還是上課戴？**
>
> 家長給孩子配完眼鏡後，大多會有疑問，眼鏡是應該一直戴著，還是只在上課時戴呢？眼鏡長期佩戴是沒有任何問題的，相比於近視了卻不戴眼鏡，總是「霧裡看花」，戴眼鏡對控制近視更有好處。

為什麼兒童配鏡不能快速取件？

給孩子配鏡前，需要到醫院檢查造成視物模糊的相關眼疾，再進行科學的驗光、配鏡和治療。

☀ 散瞳驗光與電腦驗光的區別

這兩種驗光方法的原理有很大不同。眼鏡店通常使用電腦驗光儀的檢測結果作為配鏡依據，但孩子眼睛調節系統的特點是調節力強，調節隨時會發生變化。所以孩子的眼睛會「欺騙」電腦驗光儀和驗光師，結果不夠準確。醫院常用散瞳驗光，原理是透過使用散瞳劑，讓孩子過強的調焦系統失靈，驗出真實的屈光度數。

☀ 眼鏡店立即可取的配鏡不可取

發現孩子視力下降後，家長著急的心情是可以理解的，但不能因此就立即帶孩子到眼鏡店進行電腦驗光配眼鏡，應先到專業眼科醫院進行檢查，安排檢查眼部疾病，透過散瞳驗光排除假性近視後再配鏡，使驗光度數更加準確。如果誤給假性近視的孩子佩戴近視眼鏡，會增加孩子眼睛的負擔，甚至延誤其他眼疾的治療，造成不可挽回的後果。

典型案例

眼鏡店配鏡更簡單？家長別偷懶，專業檢查不能少

陽陽今年 10 歲，父母常年不在家。因為視力下降，爺爺帶她在眼鏡店透過電腦驗光，配了一副 250 度的近視眼鏡。然而，陽陽戴上眼鏡後，總感覺非常不舒服。眼鏡店老闆認為，這是剛開始戴眼鏡不適應，適應之後就好了。一段時間後，陽陽因為一直無法適應這副新眼鏡，便不再佩戴了。但因為看不清黑板上的字，成績一落千丈。

陽陽的爸爸得知後，帶她到醫院進行專業檢查。經過散瞳驗光後得知，陽陽其實只有 125 度近視，幸虧陽陽「不適應」，才沒有造成嚴重的後果。醫生重新為陽陽驗配了眼鏡，陽陽的世界又變得清晰。

不喜歡戴有框眼鏡，戴隱形眼鏡可以嗎？

孩子的眼睛處於發育時期，有框眼鏡是近視兒童的首選。但若條件允許，部分兒童也可以佩戴硬式隱形眼鏡。

☀ 認識硬式隱形眼鏡

很多人不知道，隱形眼鏡也稱「角膜接觸鏡」，按材質可分為硬式和軟式兩種。我們日常說的隱形眼鏡，一般指軟式隱形眼鏡。而硬式透

氧性隱形眼鏡（RGP）、數字化角膜塑型片（MCT）、傳統角膜塑型片（OK 鏡），則屬於硬式隱形眼鏡。

硬式透氧性隱形眼鏡（RGP）

RGP 又稱「會呼吸的隱形眼鏡」，它的高透氧性是一般軟式隱形眼鏡比不上的。與軟式隱形眼鏡相比，RGP 具有良好的濕潤性和抗沉澱性，對角膜的損傷更小。對於圓錐角膜和高度散光這兩種情況，RGP 的矯正效果會優於有框眼鏡和普通軟式隱形眼鏡。

夜戴型角膜塑型片（MCT、OK 鏡）

數字化角膜塑型片（MCT）、傳統角膜塑型片（OK 鏡）透過對孩子角膜的塑型，形成一定的角膜曲度，從而有效阻止近視的發展，被譽為「睡覺就能控制和矯治近視的技術」。最重要的是，它能解決孩子視網膜周邊離焦的問題，有效地控制眼軸增長，這是有框眼鏡和軟式隱形眼鏡無法實現的。角膜塑型片最突出的優點是夜間佩戴 8 小時，白天不需要佩戴任何眼鏡，視力即可達 1.0，在控制近視度數加深的同時，讓孩子擺脫眼鏡的束縛，減少因佩戴眼鏡帶來的不便。

☀ 不建議兒童佩戴軟式隱形眼鏡

角膜沒有血管，角膜上皮細胞的氧氣來自淚膜，空氣中的氧氣需要與淚液結合才能傳遞給角膜。因此，長時間佩戴軟式隱形眼鏡會造成角膜缺氧，上皮細胞缺失，可能引起視力下降。

另外，市面上部分軟式隱形眼鏡使用的材料透氧性不佳，長期缺氧會造成眼睛充血、紅腫等。孩子的眼睛還在發育，角膜組織比較柔弱，長期佩戴軟式隱形眼鏡，可能出現視覺疲勞，產生異物感、乾澀感、視物模糊、紅癢等，還容易造成角膜知覺減退，角膜上皮增厚，嚴重的會產生角膜新生血管，影響視力，甚至導致失明。

孩子配完眼鏡，就一勞永逸嗎？

孩子正處在生長發育階段，用眼強度也比較大，眼睛的屈光度數每年都會發生變化，家長要帶孩子定期複查重新驗配合適的眼鏡。

☀ 定期複查，及時瞭解視力情況

學齡期兒童身體發育很快，也是近視發生和增加最快的時期。如果孩子在 10 歲之前患上近視，在青春期近視得不到有效控制，那麼在成年前，極可能發展成為高度近視。高度近視患者可能出現各種併發症，例如：白內障、青光眼、視網膜裂孔、黃斑出血等。所以建議家長一定要定期帶孩子去眼科醫院進行驗光檢查，為孩子及時驗配合適的眼鏡。檢查頻率為每 3~6 個月一次，也就是每個學期或寒暑假複查一次。

如果檢查發現度數增加了，應該及時更換眼鏡，以免近視度數進一步加深；如果孩子近視度數增加較快，需要找到適合的方法（角膜塑型片、低濃度阿托品眼藥水等）控制近視的發展，以免發展為高度近視；

> **典型案例**
>
> **配完眼鏡就不用管了？定期複查可有效預防近視發展**
>
> 8 歲的佳佳一年前配了近視眼鏡。一年後複查發現，左眼近視度數增加 25 度，而右眼近視度數卻增加 75 度。雙眼使用相同的鏡片，為什麼近視控制效果差別那麼大？檢查眼鏡後發現，右眼的鏡片磨損非常嚴重，致使視物模糊不清。但由於佳佳左眼視力變化不大，上課不受影響，家長也沒有在意。重新更換眼鏡 3 個月後，佳佳右眼的近視度數沒有明顯變化。
>
> 試想，如果佳佳能夠每 3~6 個月按時複查，及早發現右眼鏡片磨損並更換鏡片，右眼的近視度數也不會增加得如此迅速。複查可以幫助家長瞭解孩子的用眼習慣、戴眼鏡習慣，延緩近視度數的發展。

如果發現孩子已經發展為高度近視，最好定期到醫院進行眼底檢查，發現異常要及時對症處理。

☀ 眼鏡是消耗品，需及時更新

眼鏡使用一段時間後，鏡片會發生磨損，鏡框、鼻托、鏡腳等，也有可能受損，這些情況都會影響視物，使眼部肌肉緊張，處於疲勞狀態，嚴重者會影響視力。此外，瞳距是驗配眼鏡時的重要資料之一，孩子身體在生長，瞳距也會發生變化，需要及時更換適合的眼鏡。

孩子第一次配鏡頭暈，是不是度數配高了？

孩子剛開始戴眼鏡，需要一個適應階段。但如果配鏡度數太高或者太低，都會影響孩子眼睛的正常發育，應當儘量避免。

☀ 近視過矯的危害

一副合適的近視眼鏡，可以將落在視網膜前面的物像恰好後移到視網膜上，這樣才能矯正近視和提高視力。然而過矯（佩戴比實際度數高的眼鏡）則把落在視網膜上的物像後移到視網膜的後面，造成人為的遠視狀態，這時視網膜上的成像是模糊的，眼睛需要透過自我調節使物像恢復清晰。

這種長時間的過度調節會使眼睛感到疲勞、酸睏等，甚至導致頭脹、頭痛，少數人還會出現注意力不集中、記憶力下降、失眠等全身症狀，久而久之，近視度數也會增加。不少孩子由於配鏡度數不恰當，導致學習成績下降。因此過矯的近視鏡被稱為「有毒的眼鏡」。

☀ 孩子剛戴眼鏡頭暈的對策

孩子剛開始戴眼鏡時，眼鏡度數要配足，出現頭暈的現象也很正常，孩子的適應能力普遍較強，一般一至兩週即可適應。如果頭暈症狀很明顯，驗光師會根據情況適當降低度數，說明孩子適應。家長要注意的是，如果孩子戴足矯的近視眼鏡頭暈，可暫時低矯（戴眼鏡視力低於0.8），待孩子適應後（一般2~3個月），要及時帶孩子重新驗光，再配一副足矯的眼鏡，以免因欠矯而對眼睛屈光度和眼位產生不良影響。

> **眼科專家課堂**
>
> **近視眼鏡度數可以配低一點嗎？**
>
> 近視欠矯是指佩戴比真實度數低的眼鏡，使矯正視力低於正常視力（戴眼鏡視力低於1.0）。
>
> 兒童的雙眼視功能尚不穩定，若佩戴欠矯的近視眼鏡，孩子的眼睛得不到清晰的視覺刺激，易引起雙眼視功能發育異常。而且，低矯的眼鏡會讓眼睛因為看不清楚而加強調節，久之更容易引起視覺疲勞，導致近視度數繼續增加，視力進一步下降。

防藍光眼鏡的正確佩戴方式

很多家長都給孩子買防藍光眼鏡預防近視，防藍光眼鏡真的是「護眼神器」嗎？

☀ 讓孩子戴上防藍光眼鏡看手機，就萬無一失？

我們所看到的自然光線（白光）分別由紅、橙、黃、綠、藍、靛、紫組成，藍色屬於色彩中不能再分解的三種基本顏色之一，對於電子螢幕的顯示非常重要。手機等具備電子螢幕的產品，其光源中所含藍光成分較多，其中波長為400~450納米的藍光為高能短波藍光，其波長較短、穿透性較強，可以直接穿透人眼的正常組織到達視網膜，容易對視網膜

的色素上皮細胞和感光細胞造成損傷。

防藍光眼鏡可以將有害的高能短波藍光盡可能過濾掉，將其他波段的藍光保留下來，以達到在維持正常色彩的情況下，把藍光對人眼的損害降到最低。故所謂的防藍光，其實是防高能短波藍光。藍光不但存在於電腦、手機等電子產品中，更多存在自然陽光中。自然陽光中的藍光比電子產品發出的藍光強幾百倍，如果不是每天 8 小時以上盯著電腦、手機，是不必戴防藍光眼鏡的。

此外，波長 480~500 納米的「安全藍光」會抑制褪黑素的分泌，褪黑素是影響睡眠的一種重要激素，人的情緒、記憶力等也都與之相關。過度看手機會因干擾褪黑素的正常分泌，而破壞孩子的正常生物節律，從而影響孩子的健康。所以即使佩戴了合格的防藍光眼鏡，也並非萬無一失，可以無節制地看電子產品。

☀ 防藍光眼鏡能預防近視嗎？

目前尚無直接證據表明，防藍光眼鏡能夠減緩近視的發展。長時間觀看電腦、電視、手機會造成視力下降，是由於長時間注視近距離物體，屈

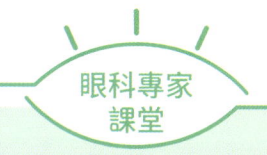

眼科專家課堂

哪些人建議佩戴防藍光眼鏡？

1. **患有乾眼症的螢幕工作者**：阻隔短波藍光可以改善乾眼症患者淚膜的穩定性，減輕視覺疲勞。
2. **已有黃斑變性的人群**：短波藍光對已有眼底病變的人群，其穿透力會比正常人更強，佩戴防藍光眼鏡有一定的作用。
3. **從事特殊工作的人群**：如燒製玻璃、使用電焊的工人等，這些人群可能會接觸到大量藍光的照射，需要更專業的防護眼鏡保護視網膜。

光系統或眼軸產生變化，從而影響視力。因此，佩戴防藍光眼鏡不能減緩近視進程。而且防藍光眼鏡的底色偏黃，可能會影響兒童的視覺發育。

OK 鏡改善近視，作用究竟大不大？

OK 鏡是一種特殊的夜間佩戴的硬式隱形眼鏡，戴 OK 鏡是目前世界公認的對控制發展期兒童近視十分有效的方法。

☀ OK 鏡能在睡夢中預防近視

OK 鏡透過對鏡片進行逆幾何設計改變患者的角膜形態，使得白天不用戴眼鏡也能看得清楚。戴 OK 鏡還可以延緩近視的快速發展，控制眼軸增長。作為一種硬式透氣性隱形眼鏡，OK 鏡一般為夜戴型，在睡覺時佩戴 8~10 小時，早晨起床後拿下，就可以擁有一整天清晰的裸眼視力。

☀ OK 鏡控制近視的效果如何？

OK 鏡透過物理原理暫時重塑角膜表面形狀，使得光線進入眼內成像在視網膜之前（近視性離焦），眼睛就獲得了一個「眼軸不去增長」的訊息，延緩近視的發展。長期戴 OK 鏡可以延緩 40%~70% 的近視進展，即原本一年要增加 100 度的近視，戴 OK 鏡後可能只會增加 30 度。OK 鏡控制近視的效果是世界公認的。

近視患者透過夜間正確佩戴 OK 鏡，原理上可以實現隔天白天不用戴眼鏡。但如果近視度數比較高，不能完全透過塑型片矯正視力，所以白天仍需佩戴有框眼鏡。

☀ OK 鏡需要單人單配、量眼訂製

角膜塑型片不是萬能藥方，絕不是對所有人都適用，它有著嚴格的適應證。OK 鏡需要單人單配、量眼訂製，佩戴後要按醫囑定期複查，保持良好的用眼習慣。能否佩戴 OK 鏡，需要經過專業醫生的嚴格把關。

雖然 OK 鏡確實能延緩近視的快速發展，但摘戴的程序相對複雜，清洗過程對衛生條件的要求也比較高。對於年齡較小、配合度比較差或近視度數不高且增加不快的兒童，不推薦佩戴。對於已經佩戴角膜塑型片的兒童，護理是非常重要的，必須盡可能無菌下操作。

眼科專家課堂

有框眼鏡和 OK 鏡有哪些不同？

1. **有框眼鏡**：大部分是以默認眼球朝正前方、視線透過鏡片的光學中心為基準進行設計的。佩戴過程中，當眼球轉向其他方向時，視線就難以透過眼鏡的光學中心，無法在視網膜上呈現清晰的影像，因而會影響近視矯正和控制的效果。
2. **OK 鏡**：與傳統有框眼鏡相比，OK 鏡直接貼附在眼球表面（角膜），對其進行整體塑型，使得經過角膜中央的光線能夠匯聚在視網膜上形成清晰的影像。經過角膜中周部的光線能夠匯聚在視網膜周邊的前端，而視網膜是追像生長的，這就產生一個信號，告訴視網膜慢一點生長，從而控制眼軸的快速增長。

改善孩子近視的有效方法

讓近視的孩子放鬆心情

近視對心理健康的影響不容小覷，近視的孩子更要放鬆心情。

☀ 好心情可以帶來好視力

還沒有完全從望子成龍漩渦裡掙扎出來的家長們，又開始了新一輪保護孩子視力的「抗爭」。當孩子近視後，有的家長將所有過錯都歸咎於孩子，不停地責備和抱怨；有的家長則認為是自己高度近視才導致孩子先天性近視而自責；有的家長因為錯過了孩子近視的最佳控制時間而憂慮不已……。

家長的擔心和責備，讓孩子覺得戴眼鏡是不好的行為。殊不知，孩子因近視而產生的心神不寧、過度緊張、敏感自卑等心理問題，也在加

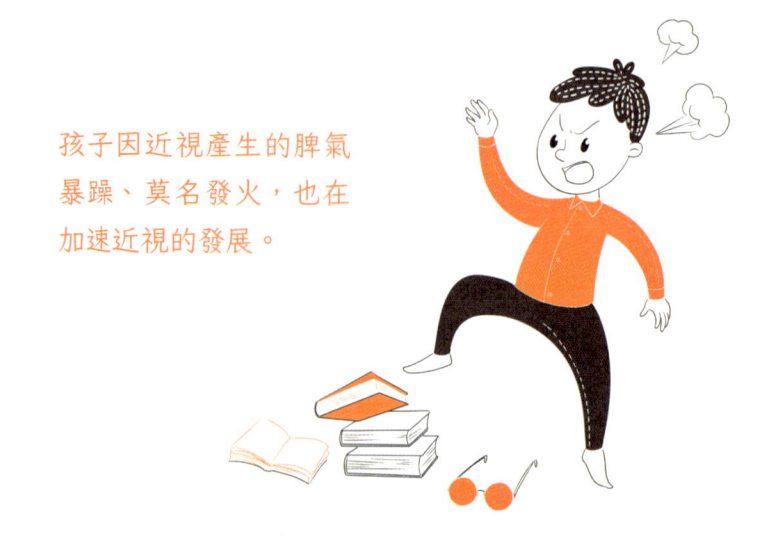

孩子因近視產生的脾氣暴躁、莫名發火，也在加速近視的發展。

速近視的發展。家長應該重視兒童眼睛健康與心理健康的協同關係，並及時疏導孩子的情緒。

如果孩子在日常生活中出現情緒不穩定、走路含胸駝背、拒絕戴眼鏡等情況，切忌急於指責，而要耐心溝通，及時疏導。家長可以與孩子一起瞭解近視的原理，正確認識戴眼鏡行為，關心、鼓勵並讚許視力異常孩子的主動戴眼鏡行為，消除孩子對近視以及戴眼鏡的抗拒心理。

☀ 別讓家長的忽視使孩子「看不見」

視力會受到心理狀態的影響，有心理問題或者感到被忽視的孩子可能透過「看不見」來引起家長的重視。在孩子的成長過程中，不同年齡層有著不同的心理需求，如果家長不瞭解孩子的心理需要和發展規律，很容易因忽視而使孩子產生心理問題。

因此，家長要多留意孩子的異常表現，面對孩子的心理需求應及時予以回應，做好傾聽的準備，給孩子足夠的關愛和尊重，告訴他無論有什麼困難和迷茫都可以告訴家長，以便更好地從根源解決問題。

典型案例

孩子看不清楚，有可能是心理因素造成的？

可可剛上一年級，最近總說看不清黑板上的字。經過散瞳驗光後，發現可可雙眼確實有 100 度左右的近視，可是戴上眼鏡後還說看不清，多次檢查視力也不穩定，一會兒看得清一會兒又看不清。於是，醫生又給可可安排了視神經、磁共振、CT 等檢查，但都沒有發現異常。

到底是什麼原因導致可可看不清楚呢？經過醫生的細心詢問，不愛說話的可可流露出希望得到爸爸媽媽關愛的想法，因為爸爸媽媽更關心剛出生的小妹妹。醫生與家長進行溝通，家長表示最近一段時間確實對可可關心不夠，一定會及時彌補對可可造成的影響。再次複查時，醫生欣慰地發現可可明顯活潑熱情了許多，戴眼鏡視力也正常了。

矯正孩子近視也有「黃金期」

瞭解視力發育和視力矯正的黃金期,讓孩子在光明的道路上更輕鬆。

☀ 抓住兩個視力發育黃金期

第一黃金期:3~6 歲

這個階段孩子的視覺系統逐漸趨於成熟,視力發育較快。此時孩子的眼睛處於遠視階段,如果給予長時間近距離的刺激,如看電視、玩電子遊戲、看書、識字等,必然會加快眼軸增長的速度而導致近視。這個階段儘量不要讓孩子過多讀書、寫字、玩電子遊戲,而應多參加戶外活動如打球、跑步等,接受自然光照也可以有效預防近視。

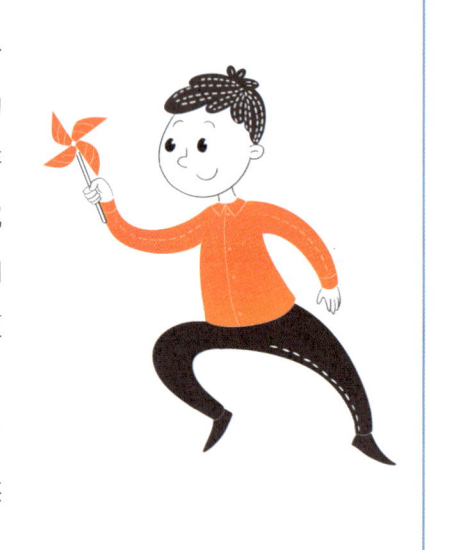

第二黃金期:12~15 歲

長時間近距離刺激會加速視力下降,過重的課業負擔、過度用眼會加快眼軸增長,逐漸形成近視。家長需定期帶孩子到醫院體檢,如果出現真性近視,要積極矯正,避免出現近視增加過快的情況。

☀ 重視矯正黃金期，矯正近視勿拖延

據統計，80% 高度近視的孩子因為父母的一個「等」字，而錯失最佳矯正期。在孩子剛剛近視的幾年內，屈光度一般不超過 200 度，這個時期是矯正的黃金期。對於孩子的近視，家長總是覺得「不就是近視，沒什麼大不了的，配副眼鏡就好了。」這其實是一個嚴重謬誤。為了圖省事、省錢，家長做了錯誤的判斷，等到孩子的視力越來越差，度數飛速增加就後悔莫及了。

近視控制沒有後悔藥，一旦發現孩子近視，必須儘快儘早矯治，減緩近視進展，避免發展為高度近視。

三個階段三種治療，及早迎戰近視

近視治療可以分為三個階段，必要時聯合三種治療方法效果更佳。如果能在不同階段落實相應的治療方法，對於大多數人來說，就算無法做到完全不近視，至少能預防高度近視的發生。即使是先天性高度近視或者特殊體質者，透過這些方法仍能大幅度減少對眼睛健康的不良影響。

☀ 階段 1：預防保健期

最晚在 3 歲前，家長就應該帶著孩子去醫院做檢查，及時瞭解孩子的屈光數據。就目前的科技水平，在 1 歲前就可以得到孩子的屈光度數。如果未來嬰幼兒驗光檢查的觀念得到進一步普及，就能更好地對視力問題實現早發現、早治療。即使首次檢查的屈光度數正常，在孩子的成長過程中，仍應該每 3~6 個月定期追蹤屈光資料的變化，當發現孩子的生理遠視在以非正常速度減少時，就要及時糾正孩子錯誤的用眼習慣，查找生活中可能影響視力的環境因素，必要時在醫生指導下採取藥物治療（如低濃度阿托品眼藥水等）。

> **典型案例**
>
> **矯正視力要及時，拖延易錯過黃金治療期**
>
> 小敏今年上二年級，她的爸爸是一名牙醫。爸爸帶小敏複查視力時詢問醫生：「小敏近視只有 100 度，視力 0.8，如果請老師把小敏的座位往前調，可以不戴眼鏡嗎？」醫生反問小敏的爸爸：「當孩子出現幾顆齲齒時需要去看醫生呢？如果孩子已有 3 顆齲齒，但暫時還不影響吃東西，是不是就不用治療呢？」小敏的爸爸這才恍然大悟：原來視力和牙齒一樣，只要發現異常，就要及時處理，不能一拖再拖！

☀ 階段 2：近視初期

　　治療近視宜早不宜遲，一旦確診為真性近視，應該在早期就積極進行光學矯正，近視度數達到 50 度就應該開始配鏡矯正，可以選擇普通眼鏡、有控制近視效果的離焦眼鏡（功能性眼鏡），8 歲以上還可以選擇角膜塑型片，每 3 個月複查監測近視進展，必要時在醫生指導下聯合使用低濃度阿托品眼藥水治療，控制眼軸增長，透過科學矯治延緩近視的發展。這就是早期治療的優勢，千萬不要錯過黃金時機。

☀ 階段 3：近視中晚期

　　因為 12 歲以下的孩子眼球發育非常快，所以近視加深的速度也相對較快。而 12~18 歲這個年齡層的眼球發育更穩定，近視加深的情況不及 12 歲前嚴重。到 18 歲後，近視再加深的情況就少見了。所以在孩子 12 歲前，家長一定要想辦法讓孩子的真性近視來得晚一些，或者結合多種近視治療方法讓孩子的近視進展得慢一些，才能避免發展成高度近視。

> **眼科專家課堂**
>
> **正確佩戴眼鏡要注意哪些重點?**
>
> 1. 每個人的眼鏡度數、瞳距、鏡腳長度、鼻托高度都不一樣,所以不能隨便戴他人的有框眼鏡。
> 2. 不能用力扭曲有框眼鏡架。單手拿下、戴眼鏡時,鏡架可因受力不均造成變形,所以一定要用雙手拿下、戴眼鏡。經常檢查眼鏡框上的螺絲,若發現螺絲鬆動要及時擰緊,以免鏡片脫落破碎。
> 3. 兩個鏡腳之間的距離、鏡腳的彎曲度要合適,佩戴眼鏡不能過鬆或過緊。眼睛必須正對鏡片的光學中心,否則會產生三稜鏡效應,出現視物變形、頭暈目眩、眼睛酸脹、易疲勞等症狀,甚至出現斜視。
> 4. 鏡片沾灰塵或弄髒時,乾擦容易磨花鏡片,建議用清水或低濃度中性洗滌劑沖洗乾淨,再用紙巾吸乾水分或用專用眼鏡布擦乾。
> 5. 放置眼鏡時必須將鏡片凸面向上。不要放在暖氣、火爐等高溫物體旁,高溫會使眼鏡變形並損傷鏡片的光學功能。

一旦近視以每年 50~100 度的速度發展,說明近視度數開始惡性攀升,此時就要全力搶救,光學矯正、合適的藥物治療、日常眼部保健都需要全力以赴地做好。預防高度近視可以減少日後併發症對眼睛的傷害。

阿托品對於預防近視加深有什麼幫助?

阿托品眼藥水具有多種藥理作用,在眼科臨床應用中主要用於散瞳。低濃度阿托品近年來一直用於近視的控制治療,其效果已經得到證實。

☀ 阿托品對於兒童近視發展的控制

我們的眼睛除睫狀肌外，視網膜和脈絡膜上也有豐富的 M 膽鹼受體。阿托品屬於抗膽鹼藥，作為 M 受體阻滯劑不僅可以透過麻痺睫狀肌使其放鬆調節，也可以透過拮抗視網膜和脈絡膜上的 M 受體，抑制眼球過度生長，從而延緩近視的發展。

研究發現，阿托品對近視發展的控制作用存在劑量依賴效應。一般而言，劑量越大，效果相對越好。但是，高濃度的阿托品會產生持續時間較長的散瞳作用，導致用藥後出現畏光、視近物模糊的情況。長時間使用，還可能導致其他不良反應。在國際上，使用阿托品眼藥水控制近視已接近 20 年，並證實 0.01% 的低濃度阿托品對於近視控制的有效率可達 30%~50%，還能降低不良反應。

在此提醒家長，不要看到有效果，就盲目地給孩子「治療」。使用阿托品一定要進行視功能檢查，排除調節不足、藥物過敏等情況後，在醫生指導下正確使用。

☀ 低濃度阿托品眼藥水不主張預防性使用

低濃度阿托品的適用對象主要是 6~12 歲的兒童，需每晚睡前滴眼一次。超齡人群以及 4~5 歲幼兒是否可以使用該產品，需要根據臨床情況進行分析判斷；15 歲以上的青少年近視度數漲幅較慢，可根據情況減少使用或停用。

低濃度阿托品對使用人群的近視度數無明確要求，主要根據近視的發展情況來決定，如果患者每年近視進展度數大於 75 度，可以在醫生指導下使用。如果使用後出現局部不良反應，或出現過敏、心跳過速等情況也不宜再使用，前房淺者特別是閉角型青光眼患者也是禁忌人群。

低濃度阿托品只能作為延緩近視發展的藥物，不能用於治療近視。因此，對於未近視兒童，不主張預防性使用。此外，目前市面上還無法買到低濃度阿托品眼藥水，可以與醫生討論後採自費，並在醫生指導下使用。

平衡左右腦遊戲：改善視力的第一步

眼睛所見與大腦功能密不可分，視物模糊其實與大腦功能也有關聯。如果孩子太過專注地使用一側大腦，就會影響左右腦的協調性。良好的視力需要平衡運用左右腦。促進雙側大腦的平衡發育，使其達到最佳的生理狀態，是提高視力的第一步。

遊戲目的：同時運動右手和左腳或者左手和右腳，可以啟動大腦神經系統的發育，將相互協調的資訊傳送到大腦，刺激左右腦的平衡。孩子經常做這類交叉運動遊戲，還可以舒緩身心壓力。

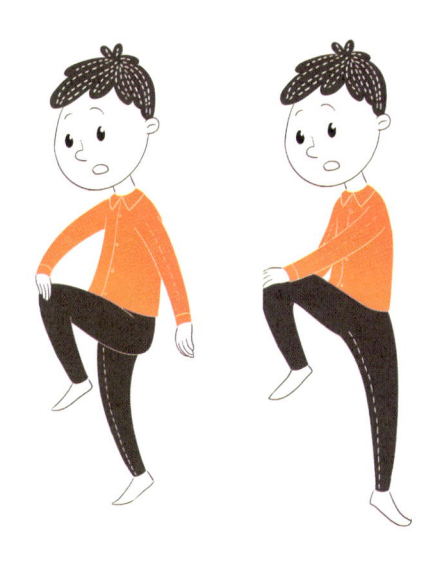

遊戲方法

1. 站立提起右膝，以左手掌拍右膝蓋。
2. 再提起左膝，以右手掌拍左膝蓋，如此交互拍。
3. 在等車或等人的時候，可以同時運動右手指與左腳趾，然後換左手指與右腳趾。

運動遊戲：提高視覺靈敏度

運動遊戲可以無意識地擴大眼睛活動範圍，對場地和道具的要求不高，玩法也簡單，有助於鍛鍊眼部肌肉，放鬆睫狀肌，從而改善視力。

> **遊戲目的** 透過用紙杯接線球，讓眼球主動追視線球，鍛鍊眼球的掃視運動能力，還可以促進大腦發育，鍛鍊手、眼、腦的協同能力。

遊戲方法

1. 剪30公分長的塑膠繩，用紙板做一個可以放入紙杯的圓筒，接縫處用透明膠帶貼上。塑膠繩的一端用透明膠帶黏在紙杯外側，另一端和線球相連。
2. 將線球垂直向上往紙杯中投擲，或是像擺墜似傾斜地將線球投擲到紙杯中，眼睛追蹤線球的運動軌跡。

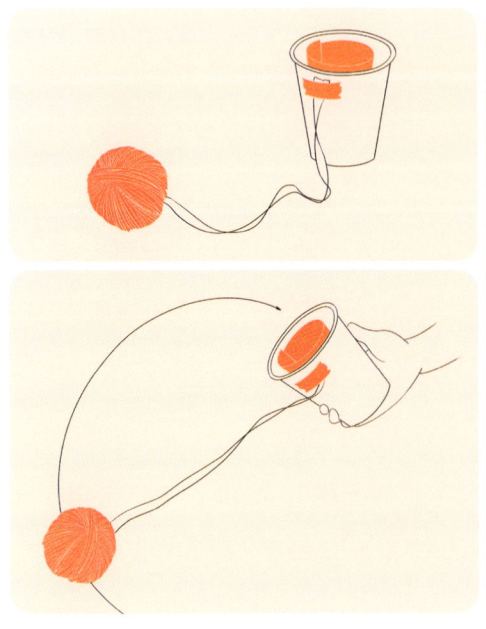

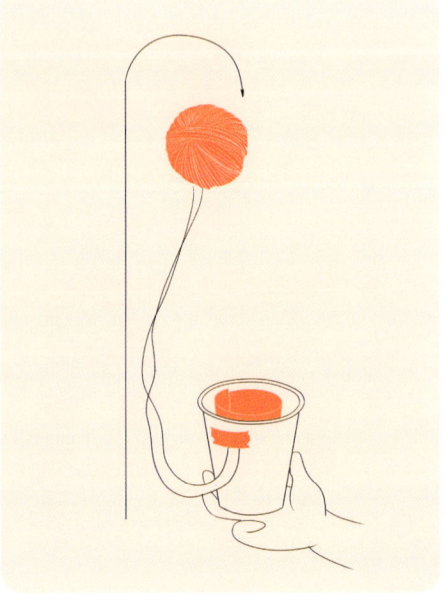

高度近視，
不僅是近視度數深這麼簡單

高度近視到底哪裡可怕？

現在越來越多的孩子出現近視，而且低齡化、高度化明顯。高度近視對孩子可能造成身心影響，對高度近視易致的併發症應提高警覺，降低高度近視帶來的危害。

☀ 高度近視的不良影響

運動與職業受限	高度近視患者不適合從事近距離、時間長且精細度要求高的職業，如外科醫生、雕刻人員等；謹慎選擇衝擊性強的運動及相關職業，如跳水、跳傘、拳擊、足球、籃球、羽毛球等。還應該儘量避免遊樂場中較為刺激的遊戲，如高空彈跳、雲霄飛車等。
學習效果下降	高度近視的孩子，學習時不易集中注意力，容易精神緊張，影響學習成績。
產生消極情緒	高度近視影響生活品質，易使孩子產生抑鬱、焦慮等消極情緒。

遺傳子女	現代醫學已經證明，近視尤其是 600 度以上的高度近視，其子女的近視易感性高，同樣的用眼強度下，更容易發生近視。這樣的孩子要定期監測近視的發生和發展。
引起斜視與弱視	近視可引起外斜視或外隱斜。低齡兒童近視可能會引起弱視，需要及時矯治，避免影響兒童視覺正常發育。
影響分娩方式	高度近視患者在分娩前，應該檢查眼底，排除影響順產的因素。即使可以順產，在生產時也要避免過度用力。

☀ 高度近視易引發哪些併發症？

高度近視的人群視功能明顯受損，矯正視力降低（戴眼鏡後視力低於 1.0）；由於眼球前後徑變長，眼球較突出，眼球後部極度擴張，形成後鞏膜葡萄腫；視網膜周邊部出現格子樣變性、囊樣變性；黃斑出血或形成新生血管膜；發生不同程度的眼底改變，如近視弧形斑、豹紋狀眼底；與正常人相比，發生視網膜脫離、撕裂、裂孔，黃斑出血、新生血管和開角型青光眼的機率明顯增大。

高度近視本身不會導致失明，主要是其併發症會大大增加失明的風險。雖然不會馬上失明，但高度近視若不及時治療，更容易引發眼部併發症，主要是視網膜剝離、黃斑病變、青光眼和白內障。這些疾病要儘早發現，儘快治療。青光眼的視野丟失是不可逆的，儘快治療可以控制視野不再丟失。

視網膜剝離	黃斑病變	青光眼	白內障
正常的眼球形狀像蘋果，隨著近視不斷加重，眼球逐漸向後拉伸，變成橢圓狀。高度近視時，視網膜由緻密的結構變成紗網狀結構，會滲入一些水分，逐漸使視網膜脫離，營養供應中斷，視物功能隨之喪失。	黃斑含有非常密集的感光細胞，位於視網膜的正中央。高度近視時視網膜變薄，導致脈絡膜無法給黃斑區提供營養，缺血缺氧會產生脈絡膜新生血管，導致病變。	醫學還未證實青光眼的發病機制。這種疾病絕大多數有眼壓高、眼脹、眼疼的表現，同時視野範圍會越來越窄。	高度近視人群患白內障的年齡會提前到四五十歲，表現為晶狀體混濁，形成霧視。

高度近視會不會遺傳給下一代？

父母雙方或一方是高度近視會增加孩子近視的風險，但不是引起孩子近視的絕對因素。

☀ 高度近視有遺傳傾向

雖說近視有遺傳傾向，但遺傳方式很複雜，並不是絕對的。我們通常說的高度近視一般是指近視度數在 600 度以上，並伴有視功能障礙、眼軸延長等一些眼部異常表現。父母是高度近視，孩子不一定近視，只是近視的可能性比正常人高；父母雙方都是高度近視，孩子機率大會近視；父母即使不近視，孩子靠後天「努力」，也會近視。

總之，高度近視有遺傳傾向，但決定孩子近視的因素，主要是後天的用眼習慣以及環境因素。

☀ 近視可控不可癒，控制宜早不宜遲

相信每位家長都不希望孩子近視，對於高度近視的父母來說更是如此。成長從來就不是一件容易的事情，保持健康心態，透過學習正確認識近視，積極應對視力問題，才能讓自己和孩子往更好的方向發展。

典型案例

高度近視一定遺傳嗎？關注用眼習慣終身受益

小文和丈夫小吳都是老師，兩個人都患有近視。小文近視800多度，小吳近視將近300度。他們有一個6歲的兒子亮亮，上小學一年級，非常喜歡學習，總是書不離手，也喜歡玩電子產品。基於此，小文平常一直關注近視控制的資訊，會買相關書籍帶亮亮一起學習，在生活中指導亮亮培養正確的用眼習慣，為亮亮建立視力屈光檔案，每天留意亮亮有充足的戶外活動時間，創造良好的護眼家庭環境。亮亮的視力一直都不錯，眼軸也在正常範圍。

即使亮亮現在不近視，不代表未來不會近視。養成良好的用眼習慣，身體力行地落實護眼原則，有助於延緩近視、預防高度近視。

眼科專家課堂

家長是高度近視，孩子就要戴著厚厚的眼鏡嗎？

高度近視可能會遺傳，家長就只能眼睜睜地看著自己的孩子戴上厚厚的眼鏡嗎？當然不是。只要家長定期帶孩子去眼檢查，跟進孩子視力的變化，醫生會根據孩子視力的發展情況，給出專業的意見和科學的方法，使孩子不近視或者維持低度近視。

高度近視的科學治療方法

近視可控但不可治癒。對於高度近視人群，除了配眼鏡之外，一定要做好定期複查與日常養護。

☀ 防治結合應對高度近視

帶著孩子及時去正規醫院眼科就診，確定是否患有高度近視。一旦確診，還要安排檢查高度近視相關的併發症。即使尚未出現併發症，也要定期複查屈光度數、眼底、眼壓等，並建立眼健康檔案，為後期及時發現異常做準備。對已經出現的併發症務必及時治療，否則有致盲的危險。

注意事項：有些高度近視患者做了近視雷射矯正手術或人工晶體植入手術，雖然拿下眼鏡，但視網膜仍然保持著術前的狀態，依然容易發生眼底病變，所以同樣需要定期複查眼底。

☀ 近視手術可幫助拿掉眼鏡

高度近視的兒童可以等到 18 歲成年後採取雷射手術、晶體手術等方法，同時定期檢測周邊視網膜的變性或裂孔等，減少病變機率。雷射手術目前已經相當安全和成熟，應用非常廣泛。對於近視度數超過 1000 度、角膜偏薄的患者，可以採用 ICL 晶體植入手術，該技術的安全性和預測性都較好，術後視力一般能恢復到 1.0 左右，擺脫眼鏡的困擾。

注意事項：近視手術只是對近視的一種矯正而非治癒，近視的眼球改變仍然存在，所以在手術後依然要注意用眼習慣、定期進行眼科檢查，避免近視繼續發展。

專題：攻破關於近視的謠言

謠言 1　看書燈光越亮越好，亮一點省用眼 ❌

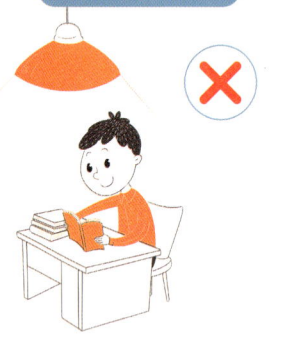

闢謠：在使用檯燈時，如果光線過亮，我們會覺得「刺眼」，這就是醫學上說的「眩光」，需要避免。其實，所有檯燈都避免不了眩光。需要注意的是：在設定檯燈放置高度的時候，不要讓眼睛直視燈泡或燈管。即在低頭看書時，燈泡或燈管不要出現在視線範圍內，可以放置得高一些，這樣能夠避免眩光和燈管發出的紫外線對眼睛造成傷害。

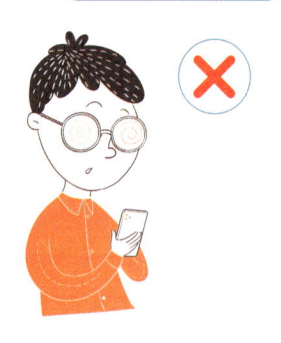

謠言 2　戴眼鏡，眼球會突出，影響外表 ❌

闢謠：經常看到這樣的說法，戴眼鏡會讓眼球突出，從而影響外表，這也是許多孩子不肯戴眼鏡，或家長不願給孩子戴眼鏡的原因。從專業角度來說，眼球突出，是近視本身造成的，和戴眼鏡無關。眼球由於近視而變長、變大，眼眶卻沒有發生相應的增長和改變，眼球就會顯得突出。所以不及時給孩子配眼鏡，只會讓孩子近視的度數不斷加深，導致眼球更加突出。

謠言 3　年紀小的孩子一般是假性近視 ❌

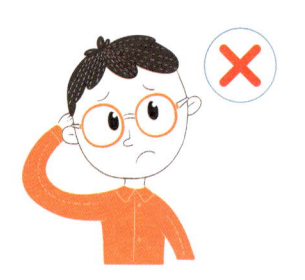

闢謠：假性近視是因睫狀肌的持續收縮痙攣、晶狀體厚度增加而產生，表現為視物模糊不清楚，高發於兒童和青少年。和真性近視不同，假性近視眼軸長度和屈光力都在正常範圍內。一般而言，並不是年紀小的孩子就一定是假性近視，需要去醫院做散瞳驗光檢查才能確診。如果是真性近視，需要佩戴合適的眼鏡；如果是假性近視，正確地用眼和休息即可。

PART
5

散光、弱視、遠視、斜視，同樣不能忽視

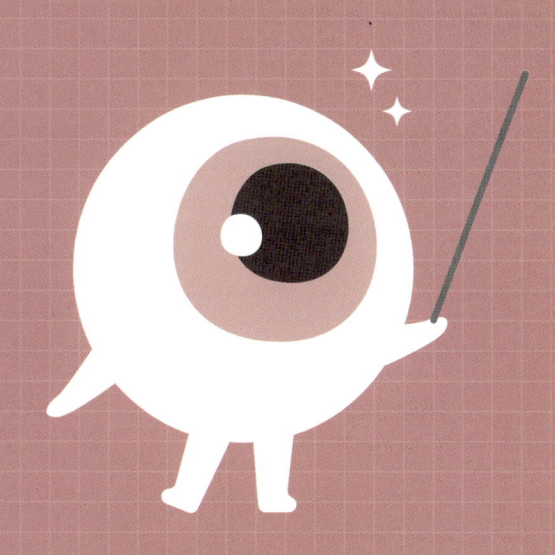

散光不可輕視，需格外小心

散光是什麼？

當孩子看到的物體出現重影時，大機率是散光所引起的。

☀ 眼睛光學系統不夠「完美」就會引起散光

什麼是「完美」的眼睛光學系統呢？理想的眼球應該是正圓球體，這樣能維持各個方向的光線折射一致，讓聚焦到視網膜上的光線清晰成像。但是人眼很難達到這個水平。大多數人的眼睛或多或少存在瑕疵，這些瑕疵都可能讓光線無法聚焦在視網膜上，因此看近、看遠都是模糊的。

☀ 兒童散光多是天生的

散光是一種普遍存在的屈光不正現象，主要由先天發育不良引起，少數由後天眼疾導致。兒童散光多是天生的，和使用電子產品、照明不足、用眼不當等關係並不大。角膜的散光度數不會因為用眼習慣、後天生活環境而改變，所以無法預防，只能確診後找眼科醫生做相應的治療。

如果散光進行性加重，要及時就診以排除一些特殊情況。另外，長期頻繁揉眼睛可能會導致散光加深，也會增加眼睛感染的風險。總之，散光並不可怕，家長不必過於焦慮。

> **眼科專家課堂**
>
> **有辦法減少散光嗎？**
>
> 通常情況下，散光度數不會自動減少。0~3 歲的孩子，由於眼球還在快速發育中，散光有可能會自然減少；4 歲以上的孩子，散光可能會有 25~50 度的波動，但通常比較穩定。
>
> 如果孩子有近視，一定範圍內的散光可以透過角膜塑型片矯正。其他情況，基本無法干涉，除非手術。待眼球發育穩定後，一定範圍內的散光可以透過屈光手術矯正。此外，增加戶外活動並不會改善散光狀態，更沒有任何「補品」或「保健品」能防治散光。

散光有哪些類型？

在醫學上，散光主要分為兩種類型：規則性散光、不規則性散光。大部分孩子的散光都是規則性散光，只有極少部分孩子是不規則性散光。

☀ 規則性散光

一般情況下，我們平時所說的散光指的就是規則性散光。這一類散光大部分是先天性的，主要由角膜異常引起。散光度數一般變化不大，光學矯正後視力表現正常，和普通近視沒有明顯的區別。規則性輕度散光一般不影響視力，但可能產生視覺疲勞等。

大部分兒童散光小於 100 度，屬於生理性散光，不用過度擔心。如果散光影響視力，可以根據實際情況透過眼鏡或者 OK 鏡進行矯正。

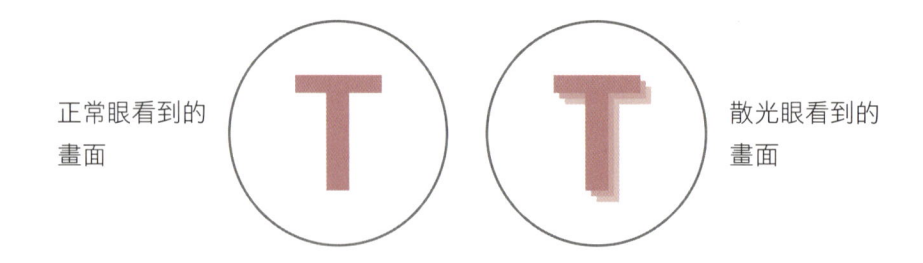

正常眼看到的畫面　　　　散光眼看到的畫面

需要提醒的是，家長要注意區分散光與近視：近視是看近物清楚而看遠處不清楚；而散光看物體的邊緣是虛化的，嚴重的散光甚至會出現重影，無論距離遠近都很難看清楚。散光本身可以發展為近視，近視合併散光又會促進近視發展。不論散光還是近視，都會對視力造成一定影響，需要及時進行針對性治療。

至於散光和近視哪個對視力的影響更大，這就要看兩者的度數大小。如果散光的度數大，則散光對視力造成的影響更大，反之亦然。

☀ 不規則性散光

由眼部疾病（包括角膜炎、角膜病變、圓錐角膜、角膜瘢痕等）造成角膜表面凹凸不平，從而使各經線或同一經線上屈光力不一致而產生的散光，稱不規則性散光。這種散光比較少見，透過戴 RGP 進行矯正是較好的選擇。

眼科專家課堂

佩戴散光眼鏡能治好散光嗎？

佩戴散光眼鏡並不能治好散光，也不會增加或減少散光的度數，散光是天生的，無論戴眼鏡與否，散光度數都是相對穩定的。

散光會導致視物模糊、有重影。人們接收的資訊 80% 來源於視覺，如果視物不清，對學習和生活會造成很大影響。戴眼鏡的作用是讓孩子看得清楚，使光線能夠聚焦在視網膜上，刺激視細胞進一步發育，避免出現弱視。

孩子散光如何判斷？

家長可以用簡易的散光自測法，判斷孩子是否有散光。一旦發現孩子視力異常，一定要及時就醫，安排檢查相關視力問題。

☀ 簡易散光自測法

將散光檢測視圖固定在距離眼睛 2.5 公尺遠的地方，遮蓋一眼後注視標物，觀察視標裡的所有線條特徵，如哪條線的顏色更深、哪條線更粗。如果發現某一條線或某一個方向的幾條線顏色比較深，說明被檢眼可能有散光，所見顏色最深的線條對應的數字乘以 30，就是散光軸向。

比如孩子看到散光測視圖之線條 3 和線條 4 之間的線條顏色最深最粗，那麼散光軸向就是 3.5×30=105，但是散光的準確度數還要做進一步檢查才能確定。透過這個方法，家長可以對孩子是否有散光進行初步判斷。

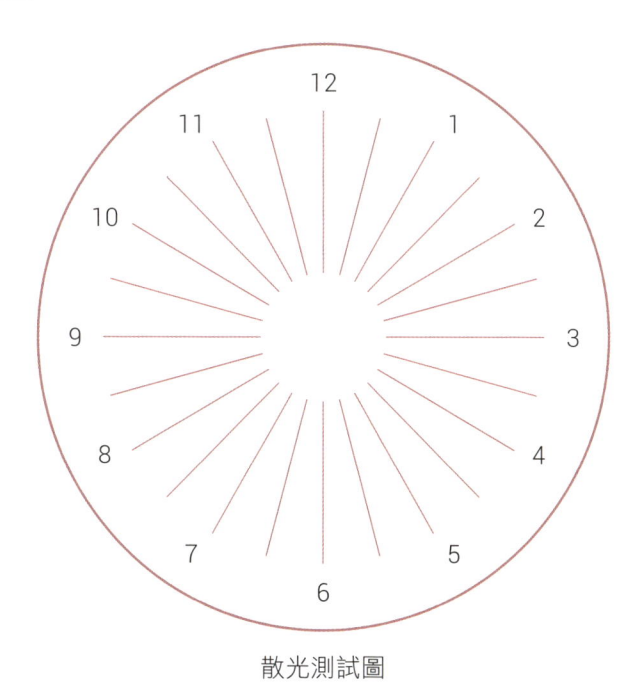

散光測試圖

備註：散光測試圖僅為初步評測（高度近視、高度遠視的散光情況較難測出）。如果需進一步瞭解眼睛各項參數，建議到正規醫療機構進行全面性的科學驗光檢查。

☀ 散光有哪些表現？

散光會引起視物重影、視覺疲勞等，如果孩子有以下表現，應及時就醫。

1　時常瞇眼看東西

高度散光的患者為了看清遠處目標，常常喜歡瞇眼、皺眉頭，或者自我牽拉眼皮，以達到針孔鏡片和裂隙鏡片作用，短暫地提高視力。透過針孔或裂隙看東西，可以減少散光對視力的影響。

2　不正常的頭位和眼位

雙眼都有散光者，如果度數或者軸向不對稱，為了看得更清楚，會採取傾斜頭位而導致側視、轉頭、斜頸等，散光矯正後可以恢復。

3　視覺疲勞

由於散光會形成雙焦點，視物模糊需要不斷用眼部肌肉進行精細調節，加上視物發生扭曲，所以散光，特別是合併有遠視的散光患者，容易發生視覺疲勞、視物重影、近距離工作不能持久等。高度散光因為視力很差，且不能透過自我調節提高視力，主要表現為視力嚴重障礙，視覺疲勞症狀反而不明顯。

4　視力減退

散光患者看遠看近都不清楚，似有重影或變形，其程度因散光性質、屈光度高低及散光軸向等因素有較大差異。屬於生理範圍的散光通常對遠近視力無任何影響。高度散光多因合併弱視或其他異常，視力減退明顯，難以獲得良好的矯正視力。

孩子散光，家長要注意什麼？

散光的治療，主要依據視力的好壞與視覺疲勞的輕重而定。兒童治療散光的方法是佩戴眼鏡，成年以後還可以選擇做角膜雷射手術。

☀ 散光兒童日常生活的重點

有散光的孩子，由於視力下降，視物時會出現物像邊緣暈光、不清晰、複視等情況，日常學習生活要做好以下幾點。

1　充足的光線：閱讀時充足的光線最好來自左前方；讀寫姿勢要正確，不要歪頭斜眼；連續閱讀用眼每 20 分鐘需要休息；選擇的讀物字跡要清晰，不可太小；不要在搖晃的車上看書，也不要躺著或者走路時看書。

2　營養要均衡：多選擇玉米、花椰菜、藍莓、奇異果等新鮮蔬果以及優質蛋白質食物，如深海魚、雞蛋、瘦畜禽肉等。

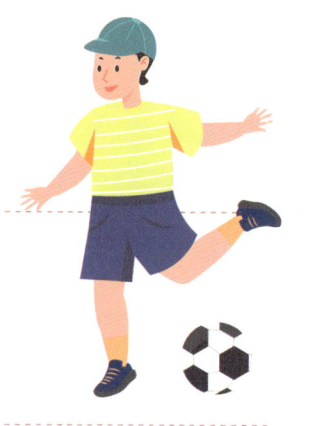

3　戶外活動：需有充足的戶外活動時間，鍛鍊身體的同時還有助於保護視力。

4　需配眼鏡時：應由專業人員為孩子做散瞳驗光，配以合適的矯正眼鏡。每年定期檢查眼部 1~2 次，指導孩子養成良好的用眼習慣，不要用手揉眼，避免傳染眼疾。

☀ 散光的治療

對學齡前就患有高度散光的兒童來說，儘早矯正特別重要。尤其是散光度數高，或雙眼散光度數差別大時，非常容易導致弱視。高度散光如果矯正不當或不戴眼鏡還容易引起頭痛、視覺疲勞的症狀。散光的治療包括佩戴矯正眼鏡和成人雷射手術。

眼鏡矯正

與矯正近視、遠視的原理相同，散光也可以透過佩戴有框眼鏡讓光線聚焦到視網膜上，在視網膜上形成清晰的圖像。

當然，隱形眼鏡也是一種選擇。除了我們比較熟悉的軟式隱形眼鏡，還有硬式隱形眼鏡如 RGP、OK 鏡，可用於散光矯正。

OK 鏡與有框眼鏡、軟式隱形眼鏡不同的是，它並沒有度數，而是透過夜間睡眠時佩戴來改變角膜曲度，達到隔天無須戴眼鏡也能擁有清晰視力的效果。但是，OK 鏡對角膜弧度的改變只是暫時的，一旦停止佩戴，角膜又會逐漸反彈到原來的狀態。所以 OK 鏡只能暫時矯正散光，無法根治。

典型案例

出現散光怎麼辦？合理的矯正方式很重要

5 歲的果果在幼稚園體檢時查出散光，媽媽帶他去醫院檢查後確診，散光超過 150 度，配了散光眼鏡。果果有段時間看電腦和電視比較多，再次複查還是有散光，而且有近視的趨勢。果果媽媽很著急，詢問醫生該怎麼辦。醫生告訴果果媽媽，孩子正在視力發育期，必須全天佩戴眼鏡，促進視網膜發育。同時要多去戶外活動，少看電子產品，才能有效預防近視。

雷射手術

目前常用於矯正近視的雷射手術也可用於矯正 600 度以內的散光，但無論矯正近視、遠視，還是散光，都只適用於 18 歲以上的成人，對兒童並不推薦。

> **眼科專家課堂**
>
> **散光的最佳矯正時機是什麼時候？**
>
> 兒童散光需要在 6 歲之前及時矯正，如果散光度數比較高，造成了弱視，要及時矯治，並進行弱視訓練，在視覺發育期內完成弱視的治療。
>
> 高度散光導致的視物模糊，會造成大腦視力的不正常發育，從而引發弱視。矯正散光所致的弱視是有時效性的，因為視力發育在 6 歲以後基本就停止了，超過 6 歲矯正弱視的難度會大大增加，因此，治療弱視最好在 6 歲以前。

☀ 不是所有的散光都需要戴眼鏡

很多家長拿著孩子散光的度數問醫生需不需要配眼鏡，可實際上光看度數還不夠。

眼科醫生會透過一系列檢查來確定孩子是否患有散光，以及散光的度數。然後根據具體情況建議患者採用哪種方式矯正視力。對於嬰幼兒，需要根據年齡、散光度數、雙眼差異，以及配合程度來綜合判斷是否需要戴眼鏡。

改善視覺疲勞的遊戲有哪些？

有散光的孩子容易出現視覺疲勞，透過做一些特定遊戲增加眼球的運動，可以改善眼部血液循環，緩解視覺疲勞，讓孩子「眼前一亮」。

☀ 描繪輪廓

> **遊戲目的**　描輪廓遊戲不同於辨別看物，它讓眼睛有意識地向各個方向運動，從而調節和放鬆眼部肌肉，同時刺激大腦、拓寬視野、緩解視覺疲勞。

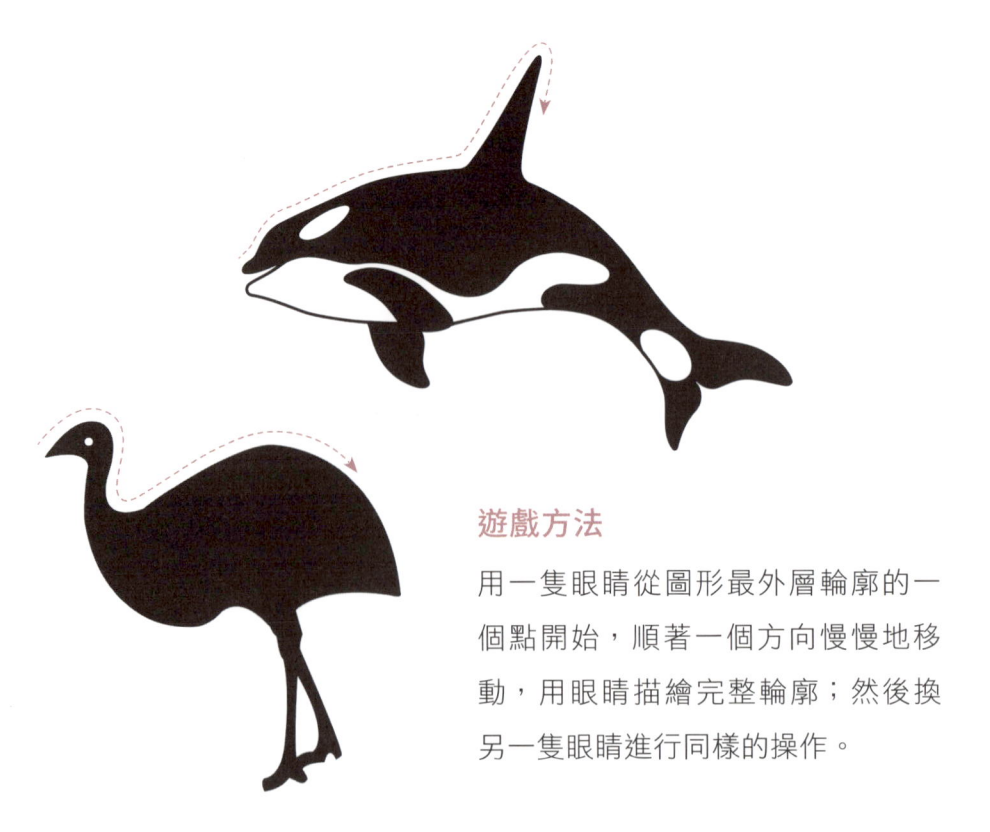

遊戲方法

用一隻眼睛從圖形最外層輪廓的一個點開始，順著一個方向慢慢地移動，用眼睛描繪完整輪廓；然後換另一隻眼睛進行同樣的操作。

☀ 字母接龍

遊戲目的　整個過程既要用眼分辨還要用大腦計數,使眼和腦都可以得到鍛鍊。

遊戲方法

用單眼從 A 到 Z,按照 26 個字母的順序接龍。

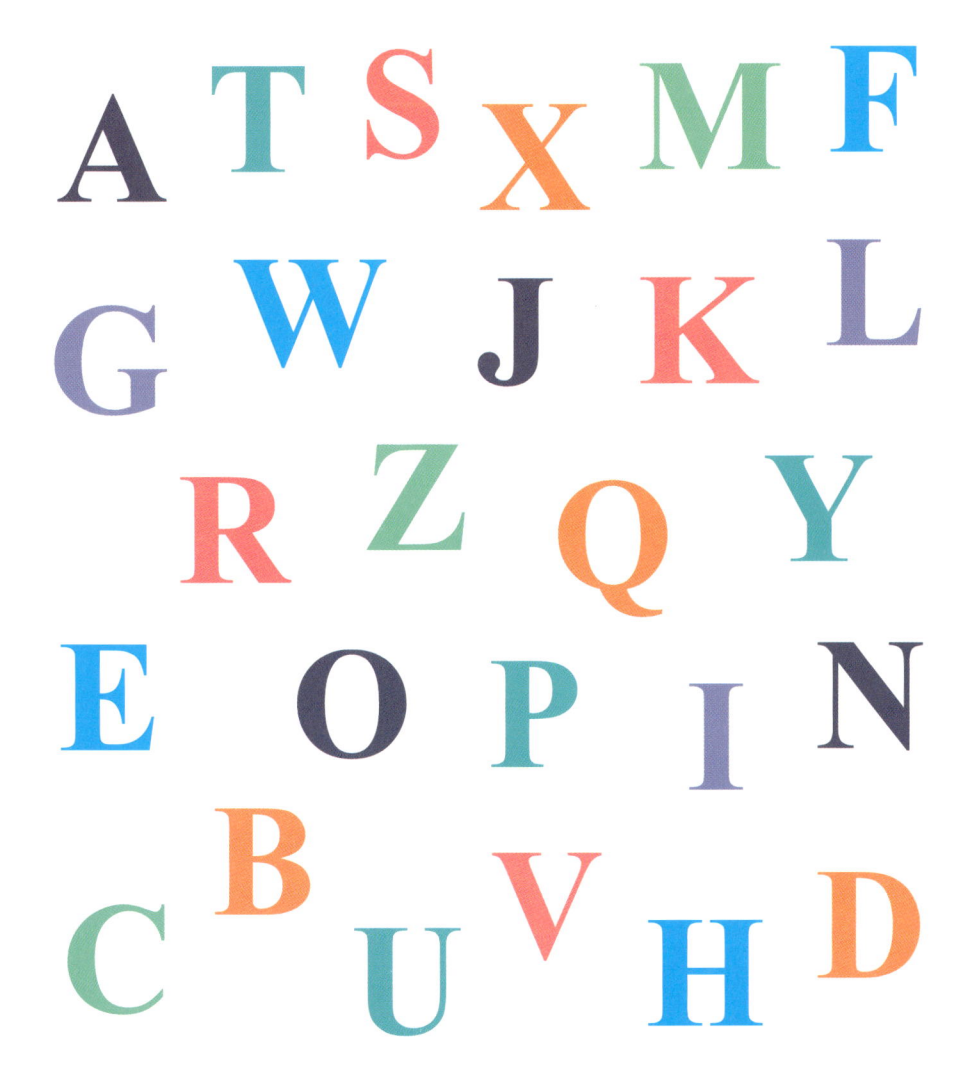

A T S X M F
G W J K L
R Z Q Y
E O P I N
C B U V H D

弱視是眼睛看東西的能力變弱嗎？

導致弱視的常見原因

弱視是兒童常見眼疾，與近視不同，弱視的孩子戴眼鏡後矯正視力仍低於同齡孩子應有的視力水準，而近視的孩子透過戴眼鏡，視力可以達到同齡孩子應有的正常水準。弱視不僅僅是視力低下的問題，還會影響雙眼視功能的建立和完善，需要儘早積極治療。

☀ 弱視是什麼？

在視覺發育期內，如果孩子的眼睛出現近視、遠視、散光、斜視、屈光參差以及一些先天性眼疾等異常情況，令外界景物無法透過眼睛屈光系統進入眼底形成清晰的物像，長此以往會造成孩子視覺發育停滯後，導致單眼或雙眼最佳矯正視力低於相應年齡的正常水準，而且眼睛無器質性疾病，即為弱視。

☀ 弱視的危險因素

單眼斜視、未矯正的屈光參差與屈光不正，以及形覺剝奪都能導致弱視。

☀ 弱視的分類

斜視性弱視	恆定性、非交替性斜視最有可能引起弱視。交替性斜視因雙眼獲得視覺刺激的機會均等，一般不會引起弱視。
屈光性弱視	● **屈光參差性弱視**：當雙眼的屈光度數不等時，易導致屈光參差性弱視。屈光參差的程度與弱視發生的機率和嚴重程度成正相關。雙眼遠視或近視度數相差大於150度或散光度數相差大於100度時，屈光度數較高易使眼睛形成弱視。 ● **屈光不正性弱視**：屈光不正主要為雙眼高度遠視或散光，無明顯屈光參差，且雙眼最佳矯正視力相等或接近。遠視大於500度、散光大於200度時，會增加發生弱視的可能性。近視性屈光不正較少引起弱視，而高度近視可能引起弱視。
形覺剝奪性弱視	最常見的原因是先天性或出生後早期獲得性白內障。角膜混濁、感染性或非感染性眼內炎、玻璃體積血以及上瞼下垂也會造成形覺剝奪性弱視。此類弱視程度較重且治療難度大。對患有較嚴重的單眼白內障的孩子，如果在出生後兩個月內實施白內障手術，並進行光學矯正和視功能訓練，預期效果較好。

弱視的診斷標準

兒童的視力是逐步發育成熟的，不同年齡有不同的弱視診斷方法和標準。

☀ 觀察異常行為

對於 1 歲以下的孩子，家長可以觀察其雙眼有無追光、追物反應，兩隻眼睛大小是否均勻對稱，瞳孔中間有無發白的現象，視物時眼球是否出現快速顫動。對於年齡大一些的孩子，家長可以留意其有無異常行為，一旦發現孩子出現以下情況，應及時到眼科檢查。

1 看東西時喜歡歪頭、側頭或瞇眼。

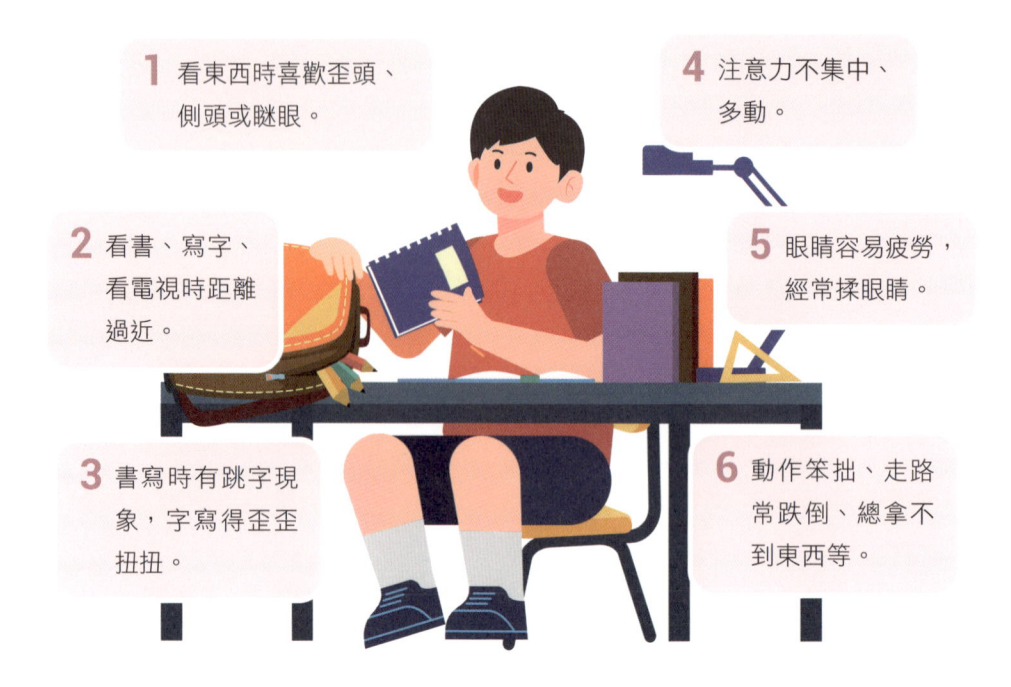

2 看書、寫字、看電視時距離過近。

3 書寫時有跳字現象，字寫得歪歪扭扭。

4 注意力不集中、多動。

5 眼睛容易疲勞，經常揉眼睛。

6 動作笨拙、走路常跌倒、總拿不到東西等。

☀ 遮蓋厭惡試驗

對學齡前兒童，特別是還不能指認視力表的 3 歲以下兒童，可以在日常生活中採用「遮蓋厭惡試驗」，即單眼遮蓋的方法判斷孩子是否有弱視。家長可以跟孩子玩「海盜船長」的遊戲，用紗布把孩子的一隻眼睛遮起來，觀察孩子的反應。如果孩子表現正常，則問題不大；如果孩子表現得很煩躁，急於把紗布扯掉，說明未遮蓋眼可能有弱視。此試驗需要對雙眼分別進行測試。

☀ 視力表檢測

對已經有語言能力的孩子可以用視力表測試。視力表購買很方便，居家就能檢測。低齡孩子可以使用圖形視力表；年紀較大、會配合的孩子則可以直接使用傳統的「E」視力表。注意不要每行只測一兩個視標，要盡可能地多測，提高準確率。

如果認為居家測試不夠準確，也可以去醫院做視力檢查。若發現孩子雙眼視力低於同年齡正常值或相差兩行及以上，需及時到醫院檢查以確定視力低下的原因。不同年齡兒童視力的正常值下限：3~5 歲為 0.5、6 歲及以上為 0.7。

☀ 驗光檢查

如果用上述 3 個方法檢查發現異常，就要及時去醫院做驗光檢查，診斷和治療弱視必須確定屈光度。弱視的結論不會體現在驗光單上，只能透過驗光結果知道視力是否低於正常標準，需要由醫生給出專業判斷。

弱視是不是戴眼鏡就能解決？

弱視治療不僅僅是戴眼鏡，首先要去除病因，有針對性地制訂弱視訓練方案，在視覺發育期內積極矯治。

☀ 弱視治療第一步：去除病因

高度遠視、高度散光、屈光參差等導致的屈光性弱視，需要先透過配鏡矯正屈光不正，解決視網膜成像不清晰的問題。

斜視性弱視，一般外斜視和非調節性內斜視（遠視足矯後內斜視仍然存在且和矯正前一樣）需要手術矯正；完全屈光調節性內斜視（遠視足矯後內斜視完全消失）和部分屈光調節性內斜視（遠視足矯後內斜視部分消失）透過光學矯正（配鏡）來處理，部分屈光調節性內斜視根據足矯後剩餘的內斜視考慮手術矯正。

形覺剝奪性弱視，需要手術解除形覺剝奪的因素後再做屈光矯正，手術後仍然需要治療弱視。

☀ 堅持遮蓋、視覺刺激訓練

遮蓋、視覺刺激訓練等治療方法，都需要在解決病因的基礎上進行，所以配鏡是弱視治療的第一步。未配鏡或家長不想給孩子戴眼鏡就盲目做弱視訓練，一般效果很差。

遮蓋療法

遮蓋療法是有效的弱視治療方法，它是治療兒童弱視最簡單、最經濟、最有效的方法。遮蓋療法主要是透過對健康眼或優勢眼的遮蓋，強迫孩子使用患眼視物，從而消除優勢眼對患眼的抑制，達到增強患眼視力的目的。若遮蓋治療 3~4 個月視力提高不理想，可諮詢醫生是否延長遮蓋時間或轉換為光學壓抑。

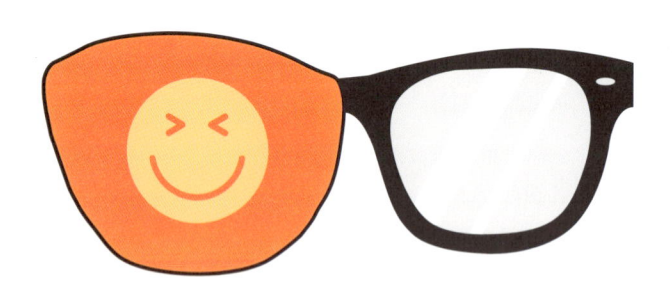

視覺刺激訓練

強制使用弱視眼有利於視覺發育和提高視力，可根據患兒的年齡、智力、視力、弱視成因等情況，選用穿珠、描圖、綜合性弱視訓練儀以及 VR 視覺訓練等多種方法。在治療方法的選擇上，特別是對有近視問題的弱視，必須由醫生進行專業的評估指導。

早期弱視 90% 可以治癒

弱視的治療非常重要，抓住時機，早發現、早治療，達到臨床治癒的可能性非常大。

☀ 弱視不是眼球疾病

弱視患者的眼球結構是正常的，只是視功能發育滯後，絕大部分弱視是可以改善和治癒的。

視覺功能在 6 歲以前快速發育，6 歲以後逐漸減緩，7 歲時發育基本接近成年人。所以在視覺快速發育階段治療弱視效果更好。尤其是在幼稚園做入園體檢時，若發現孩子的視力和屈光度數出現異常，一定要及時就醫，透過訓練可以達到比較滿意的治療效果。

典型案例

弱視不用治，等長大就好了？

9 歲的豆豆是個可愛的小女孩，她戴眼鏡已經 5 年了。豆豆 4 歲時，媽媽發現她看人的眼神不對，總是斜著腦袋，走路時常常不經意地絆腳、跌倒，於是趕緊帶她去醫院檢查。結果發現，豆豆的右眼視力 0.6，左眼視力只有 0.2，而且有內斜視。慢散驗光後發現，右眼遠視 300 度，左眼遠視高達 600 度。左眼矯正視力只有 0.3，這是由遠視、屈光參差導致的斜弱視。這種弱視無須手術，戴眼鏡配合遮蓋、精細目力訓練就可以提升視力。

在全家人的努力下，經過 3 年的治療，豆豆的內斜視治好了，雙眼矯正視力達到了 1.0，但是醫生說還要繼續戴眼鏡，因為遠視容易導致視覺疲勞，斜視也容易反覆，雙眼視功能還未完善，需要定期複查。每年重新配鏡時，豆豆的遠視度數越來越低，屈光參差也在逐漸減小。

☀ 抓住弱視最佳治療時機

根據矯正視力的不同，弱視分為輕度（0.8~0.6）、中度（0.5~0.2）、重度（低於1.0）。在視覺發育關鍵期和敏感期以內，及時矯正屈光不正、屈光參差、斜視及去除形覺剝奪因素（先天或後天因素導致外界物體不能在視網膜上正常成像）是預防弱視發生的最有效辦法。

弱視的治療效果與年齡有關，3~6歲是治療的黃金期，9歲後治療效果相對較差，12歲後很可能難以治癒。弱視治療的成功率隨著患兒年齡的增加而下降，但只要確診，無論年齡大小都應當進行積極治療，並在治癒後定期複查。

弱視治療效果在於持之以恆

早發現、早治療是成功治療弱視的關鍵，但弱視治療效果取決於能否堅持治療。

☀ 弱視訓練是長期過程

孩子確診弱視後，應儘早請醫生制訂治療方案，固定醫生複查，堅持治療。弱視治療一個為期是1~3年，甚至更長的過程，家長要遵從醫生的治療方案，有足夠的耐心，督促孩子堅持治療。

☀ 堅持訓練，弱視才能不復發

弱視的預後取決於許多因素，比如弱視的原因、嚴重程度和持續時間、治療時的年齡、既往治療史、對治療的依從性以及併發症情況等。

兒童弱視只要治療及時，方法得當，就會收到明顯效果，但容易復發。有些家長拿下眼鏡心切，在視力暫時得到提升時，就不再嚴格要求後續階段治療，孩子自以為裸眼視物清晰也不再配合治療。如果見效後

就立即停止治療而不堅持下去，視力很快又會下降。所以在視覺發育結束前，不建議自行拿下眼鏡，必須遵醫囑堅持矯治。

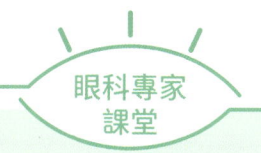

> **眼科專家課堂**
>
> **弱視治療，為什麼要重視雙眼視功能訓練？**
>
> 兒童期正是雙眼視覺功能（同時視、融合視、立體視）建立、發育、完善的時期。如果孩子在 6 歲前確診弱視而不儘快治療，就會影響其視覺發育，嚴重的會喪失雙眼視覺功能，成為立體視覺盲。所以只重視對弱視眼的視力訓練是不夠的，忽視對雙眼視覺功能的訓練，不僅會使弱視的治療效果大打折扣，還會影響高級視覺功能的發育和完善。

改善弱視的特定遊戲有哪些？

在弱視孩子的眼中，世界是模糊晦暗的，他們的內心是敏感脆弱的。家長可以陪孩子多做一些精細目力遊戲來刺激視覺發育，同時還能增進親子互動，有趣又能增近親子關係。

☀ 刺點遊戲

> **遊戲目的**　透過有意識地強迫弱視眼關注某一細小目標，使其被抑制的感官細胞受到刺激，解除抑制，從而提高視力。

遊戲方法

1. 遮蓋健康眼；若雙眼弱視可以交替進行遮蓋。
2. 在白紙上用點線畫出各種動物或物體，作為遊戲用圖。
3. 手持一支筆，用弱視眼看圖形，並用筆尖對準每個點刺下去，反覆訓練直到刺準。

☀ 穿珠遊戲

遊戲目的：穿珠遊戲是弱視訓練項目之一，在長期的精細眼力鍛鍊下，眼睛受到珠子的色彩刺激、珠子和珠孔的空間刺激，從而促進視覺發育，逐步提高視覺靈敏度，同時增強手眼協調能力。

遊戲方法

1. 遮蓋健康眼，若雙眼弱視可以交替進行遮蓋。
2. 在明亮的自然光或燈光下進行，眼睛和珠子之間的距離應保持在 30 公分內。
3. 可按珠子的不同顏色、大小或數目構成進行訓練，要集中精神連續不斷地穿，並逐漸加快速度。家長最好陪伴孩子一起穿。
4. 每日訓練 1~2 次，每次 15~30 分鐘，具體的鍛鍊強度可以諮詢醫生。

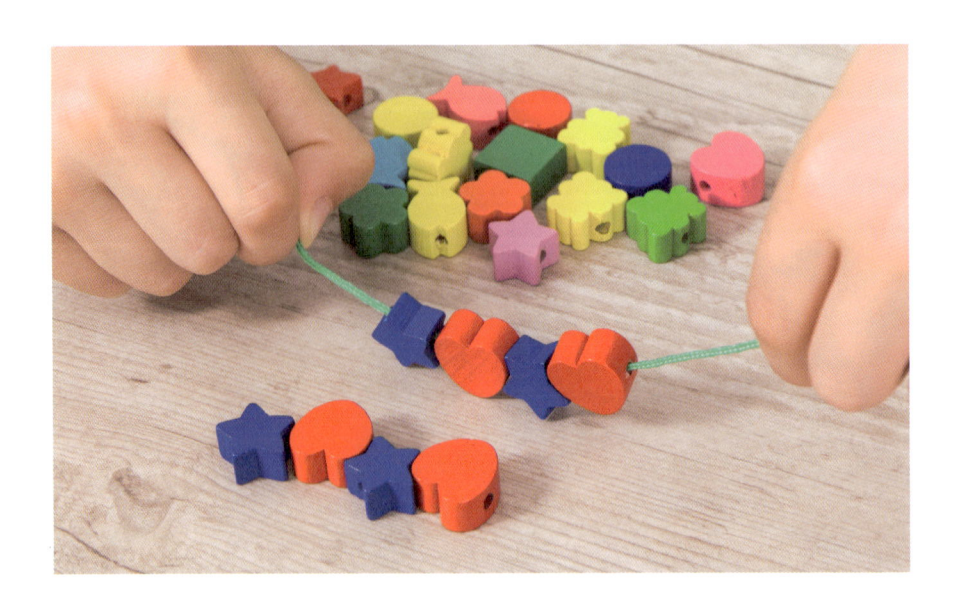

遠視究竟是怎麼回事?

遠視正常與不正常的判斷方法?

有遠視儲備的孩子,家長的「近視焦慮」會少一些。但是,並非所有的遠視都值得「慶幸」,在一些情況下,遠視也需要早發現、早矯正。

☀ 不同年齡擁有的遠視度數有區別

孩子出生後,絕大多數都是遠視眼,但他們的遠視程度並不大,完全可以依靠眼睛的調節力看到清晰的圖像,生活和學習幾乎不受影響。不同年齡的遠視度數見下圖:

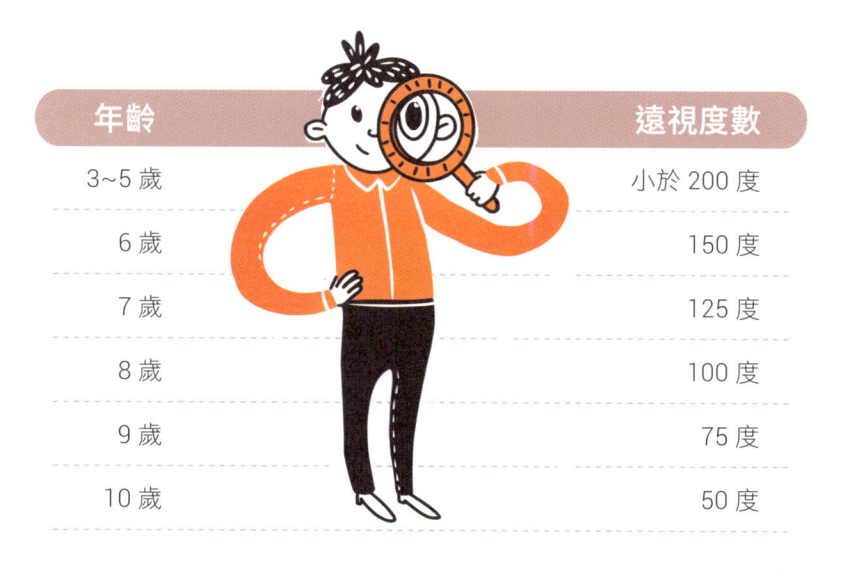

年齡	遠視度數
3~5 歲	小於 200 度
6 歲	150 度
7 歲	125 度
8 歲	100 度
9 歲	75 度
10 歲	50 度

☀ 不正常的遠視有哪些表現？

有些孩子的遠視度數天生就超出同年齡的正常範圍，即使年齡增加，遠視度數也沒有降下來，並可能伴隨一生。如果發現孩子有眨眼、揉眼、歪頭、斜眼視物等異常行為，需及時帶孩子到醫院檢查，以免延誤最佳治療時機。不同程度的遠視，孩子表現也不同。

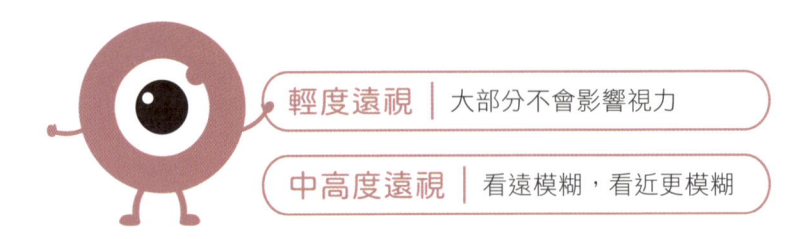

輕度遠視	大部分不會影響視力
中高度遠視	看遠模糊，看近更模糊

治療遠視，臨床常用的方法

確定孩子有遠視後，家長一定不可掉以輕心。特別是學齡前兒童處於視力發育的敏感期，這個階段也是治療遠視和弱視的最佳時機，成年後再治療則基本無效。因此，家長一定要定期帶孩子做視力檢查，以便早發現、早治療。

眼科專家課堂

遠視眼有哪些危害？

1. **易造成視覺疲勞**：遠視眼由於看遠看近都需要動用調節，易出現視覺疲勞，會影響雙眼視功能，尤其是近距離用眼不能持久，易出現讀寫串列、閱讀速度慢、閱讀障礙等症狀。
2. **易導致斜視**：中高度遠視眼會過度使用調節，導致集合過度，易形成調節性內斜視。
3. **易引起弱視**：遠視度數過高時，遠近都看不清，在兒童視覺發育期，眼底視覺細胞不能得到足夠有效的刺激，容易導致弱視。

☀ 遠視如何治療？

遠視一般採取常規的光學矯正方式，即戴眼鏡治療。兒童遠視的矯治方法通常是有框眼鏡和硬式隱形眼鏡（RGP）兩種。遠視眼鏡所使用的鏡片為凸透鏡。戴眼鏡以後每 6~12 個月重新驗光一次，更換可保持最佳視力的遠視矯正眼鏡。

1	輕度遠視	定期檢測，視力正常且無任何症狀，可不戴眼鏡，隨著眼球發育可成為正視。若有視覺疲勞和內斜視者，需要配鏡矯正。
2	中高度遠視	若存在弱視和內斜視，應儘早矯正遠視，治療弱視和斜視可用散瞳驗光配鏡、精細眼力訓練等方法。在驗光配鏡時應進行詳盡的屈光檢查，9 歲以下初次就診的兒童，還需要應用 1% 硫酸阿托品眼膏做散瞳驗光檢查。
3		對單眼高度遠視，可以佩戴硬式隱形眼鏡。

☀ 遠視合併內斜視的孩子，如何治療？

遠視合併內斜視需要透過戴眼鏡或手術矯正，不但能提高視力，還能矯正斜視，使眼位恢復正位，從而恢復正常的雙眼視功能。

兒童遠視的治療方案要根據孩子的具體情況來確定。眼鏡處方的確定應依據兩個指標：一是眼位，二是視力。處方的原則應以確定眼球不出現斜位為主。如果戴眼鏡後既能保持眼球正位，又能獲得較好視力，則可透過戴眼鏡來矯正；如果獲得較好視力的屈光度不能矯正內斜視，或戴眼鏡 3 個月後眼位不能完全恢復正位，則需考慮手術治療。

斜視只是斜著頭看東西嗎？

斜視是什麼？

多數兒童斜視是眼肌的疾病，一旦出現斜視，要儘快去醫院檢查。

☀ 斜視形成的原因

斜視，就是人們俗稱的「斜眼」，即「眼位不正」，是指眼睛平視正前方時，眼球位置不對稱。它是兒童最常見的三大眼部疾病之一。目前導致斜視的病因尚不完全明確，可能與神經支配、屈光調節、眼部解剖異常等因素有關。

當孩子出現斜視時，人們會認為是其眼球存在問題。其實，除了某些因眼疾引起的斜視外，大多數斜視患者眼球本身沒有異常，而是眼肌有問題。眼球運動由 6 條眼外肌控制，分別是控制上下運動的上、下直肌，控制內外運動的內、外直肌和控制眼球旋轉運動的上、下斜肌。由於某一條眼外肌發育過度或發育不全、眼外肌附著點異常，眼眶發育或框內筋膜結構異常等，導致肌肉力量不平衡，產生斜視。

出現斜視時，雙眼視軸方向不平行，導致雙眼無法同時看向一個目標。即只能用一隻眼睛注視目標。遠視的孩子容易發生內斜視，近視的孩子容易發生間歇性外斜視，屈光參差者患斜視的機率更高。

☀ 斜視的類型

臨床上將斜視分為共同性斜視、非共同性斜視，這兩者的區別在於是否存在眼球運動受限。如果存在，就是非共同性斜視。

另外，還可根據斜視出現的頻率，分為間歇性斜視和恆定性斜視；根據眼球偏斜方向的不同，分成內斜視、外斜視、上斜視、下斜視。

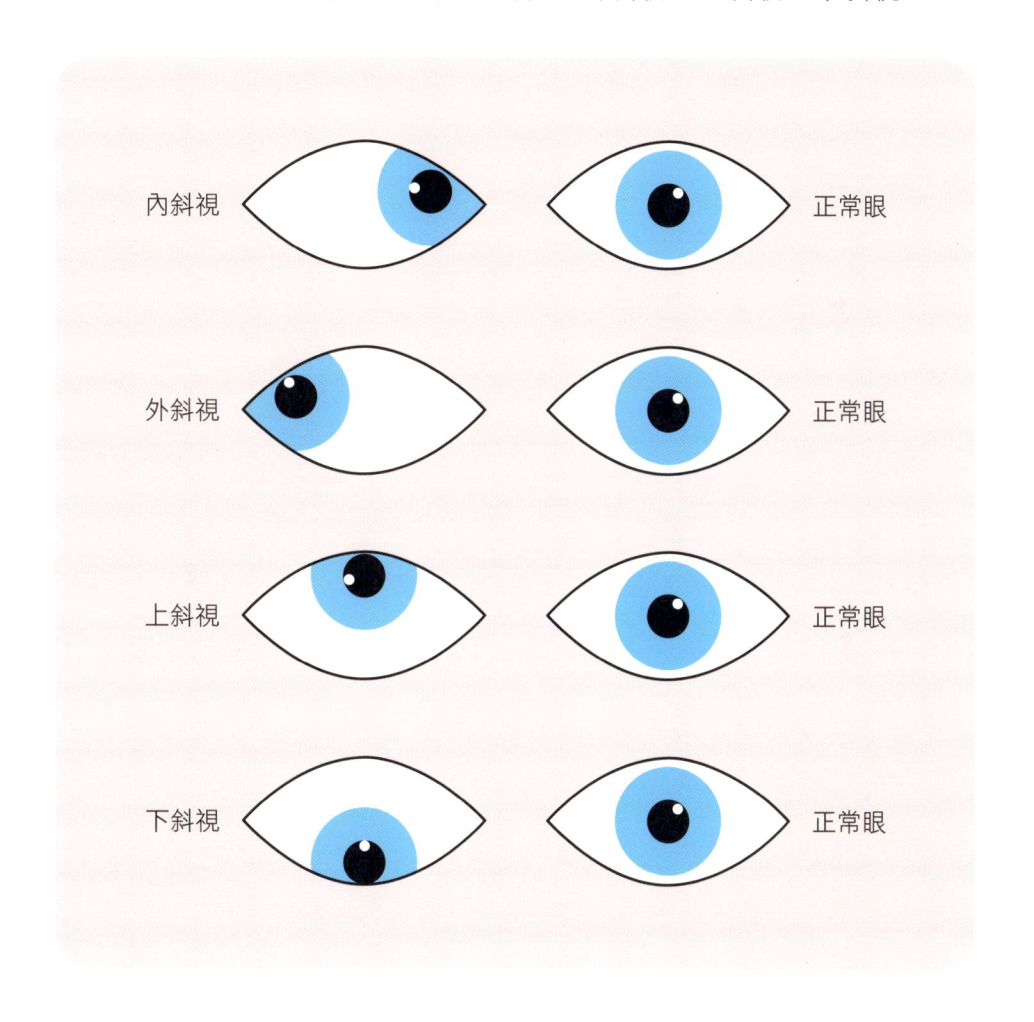

內斜視	正常眼
外斜視	正常眼
上斜視	正常眼
下斜視	正常眼

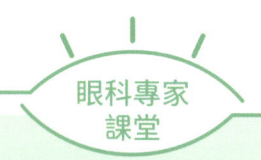

> **眼科專家課堂**
>
> **歪頭斜著看就是斜視嗎？**
>
> 歪頭斜眼視物，是部分斜視患者為了克服複視或混淆視而表現出來的異常姿勢，醫學上稱之為「代償頭位」。但並非所有的歪頭都與斜視有關。除斜視外，歪頭斜看的常見原因還包括以下情況：
> 1. 眼球震顫者，為控制震顫而採取的傾向注視。
> 2. 兩隻眼睛視力差距較大，視力表測試一般超過兩行。
> 3. 一眼或雙眼存在較大散光。

掌握這些重點，在家也能發現孩子患斜視

有些斜視是顯而易見的，有些斜視是隱蔽的，這種隱蔽的斜視，我們稱之為「間歇性斜視」。也就是說，孩子的眼睛大部分時間是正常的，僅有少數時間有斜視。還有一種斜視，平時外觀上看不出來，但孩子總表現為頭向一側肩部傾斜，當頭位擺正或向另一側肩部傾斜時，眼睛會出現垂直偏斜。對於這些「狡猾」的斜視，家長很容易忽略，一定要留心觀察。

☀ 家用手電筒檢查法

讓孩子直視正前方，將光線柔和的手電筒調成最弱模式照射孩子的眼睛，根據角膜映光點來判斷孩子的眼位。

1 雙眼角膜映光點均位於瞳孔正中，說明孩子沒有斜視。

2 有一隻眼的映光點位於瞳孔外側，說明孩子是內斜視。

3 有一隻眼的映光點位於瞳孔內側，說明孩子是外斜視。

☀ 發現歪脖法

孩子經常歪頭視物的現象稱為斜頸，因斜視所致者稱眼性斜頸。當發現孩子總是歪頭視物時，家長可以用一塊紗布蓋住孩子的一隻眼睛，如果斜頸消失，就要高度懷疑眼性斜頸的可能，及時帶孩子到醫院做進一步檢查。

☀ 望遠檢查法

在戶外時，可以讓孩子注視遠處的景物，如果發現孩子的一隻眼睛經常或偶爾向外側偏斜，兩眼位置明顯不對稱，說明孩子有間歇性外斜視。

☀ 看近檢查法

用很小的圖片、玩具吸引孩子近距離觀看 20 分鐘，然後用手電筒觀察孩子的眼位，如果發現一隻眼睛向鼻側偏斜，說明孩子存在調節性內斜視。

☀ 借助瞇眼法

如果孩子視物時總是喜歡瞇著一隻眼睛，尤其是在陽光下，則有可能是間歇性外斜視。內斜視者偶爾也會出現這種現象。

不要一說到斜視手術，就心驚膽戰

兒童斜視應該儘早診斷，如需手術也應儘早手術。很多家長糾結是因為擔心手術會對孩子造成更嚴重的影響。針對這些家長最關心的問題，我們有必要做出專業的解答，希望能幫助家長做出合適的選擇。

☀ 斜視手術會引起視力下降？

斜視多是眼肌有問題，眼球是正常的。斜視手術屬於外眼手術，不會進入眼球，因此不會對孩子的視力產生影響。即便是術後發生了短暫的視力下降，那也是手術後出現的視覺干擾等因素產生的短期影響。

☀ 全麻下進行兒童斜視手術會影響智力？

全麻雖然有一定風險，但是所有的麻醉藥物都會很快被身體代謝，不會留下後遺症。而且隨著術中檢測儀器的發展，麻醉的深度也能得到很好的控制，基本上能夠做到術後很快甦醒。一般手術使用的吸入麻醉，可以達到即吸即睡、即停即醒的效果，不良反應小，孩子也不會太難受。

☀ 斜視手術可以一次改「斜」歸正？

斜視手術的成功率很高，做一次就正位是可能的，做兩次手術是常見的，做三次手術是少見的。複雜型斜視、重度斜視、年幼及雙眼視功能喪失者，有時需要根據具體情況考慮多次手術。此外，由於個體差異以及各種意想不到的問題，都可能需要兩次手術。

眼科專家課堂

有不需要手術的斜視嗎？

因遠視性屈光不正導致內斜視的孩子經過專業診斷後，屬於完全屈光調節性內斜視者，只需要堅持戴眼鏡即可，無須手術。這類孩子只要達到戴眼鏡正位，眼位會漸漸回歸正位。即使裸眼有內斜視，家長也不必太擔心，這種內斜視會隨著遠視的矯治逐漸改善和自愈。除了這種斜視類型，其餘不能透過戴眼鏡完全矯正眼位的斜視，都需要儘早手術矯正，使眼位達到正位，完善雙眼視功能。

臨床上治療斜視的新方法

眼外肌手術是治療兒童斜視的關鍵療法，當前出現的新技術大大提高了一次手術的成功率。

☀ 新型改良調整縫線手術

為瞭解決兒童斜視再手術的難題，有眼科專家團隊經過多年臨床實踐，改良並創新了眼外肌定量調整手術，成為許多斜視兒童的福音。這種新型改良調整縫線手術在術後 1~3 天內，能動態調整孩子的眼位。做調整縫線時，使用表面麻醉眼藥水，只需 3 分鐘，調整眼位的工作就完成了，使低齡斜視兒童一次手術的成功率得到提升。

☀ 視覺康復訓練為手術後提供保障

兒童斜視手術後，根據斜視的類型，進行有針對性的視覺康復訓練，

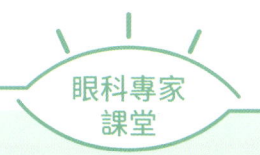

眼科專家課堂

斜視手術後，需要注意哪些方面？

斜視術後，即使手術非常成功，仍需要注意以下 3 點。

1. **堅持戴眼鏡**：如果孩子有屈光不正，如近視、散光、遠視，術後仍然需要佩戴眼鏡。戴眼鏡也是斜視手術後非常重要的後續治療方法。
2. **視覺康復訓練**：斜視手術的目的是恢復患者的雙眼視覺功能，使患者的雙眼能夠一起用。但很多患者術後並不能自動恢復雙眼視覺功能，還需做一些視覺康復訓練。
3. **定期複查**：術後患者的遠期正位率（手術後至少 2 年能夠保持正位，沒有明顯的反彈及復發）一般在 70%~80%，若複查時有復發的情況，就需要接受第二次手術。

可以在一定程度上提升立體視覺功能，達到間接控制眼位的作用。兒童斜視術後，積極採用視覺康復訓練比不做訓練者的正位率要高。實踐證明，視覺康復訓練是可以控制斜視復發和眼位回退的。

聚散球訓練：鍛鍊眼肌、改善斜視

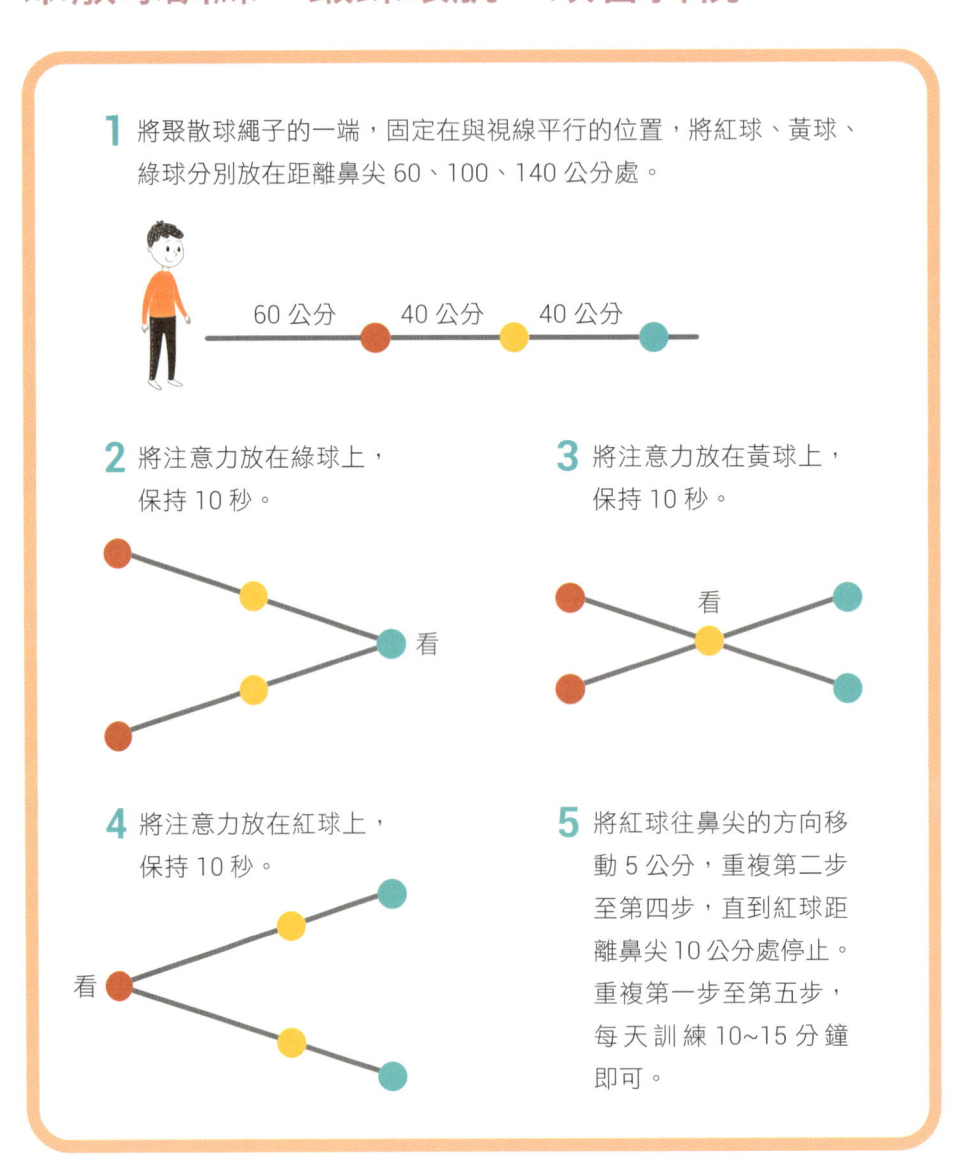

1 將聚散球繩子的一端，固定在與視線平行的位置，將紅球、黃球、綠球分別放在距離鼻尖 60、100、140 公分處。

60 公分　　40 公分　　40 公分

2 將注意力放在綠球上，保持 10 秒。

3 將注意力放在黃球上，保持 10 秒。

4 將注意力放在紅球上，保持 10 秒。

5 將紅球往鼻尖的方向移動 5 公分，重複第二步至第四步，直到紅球距離鼻尖 10 公分處停止。重複第一步至第五步，每天訓練 10~15 分鐘即可。

遮蓋療法改善斜視

斜視不僅影響外觀，更易導致弱視或者立體視覺缺失。遮蓋療法可以幫助單眼斜弱視兒童提升視力，有利於雙眼視覺功能的發育。

☀ 遮蓋療法提升弱視眼視力

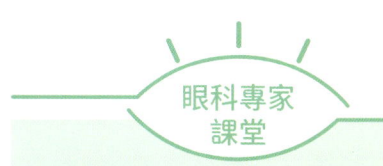

斜視兒童雙眼不能同時注視同一目標。一眼注視目標，另一眼的視軸會偏離目標。因此斜視兒童左右眼傳入大腦的圖像是不一致的：正常眼圖像清晰，斜視眼圖像模糊。兩個圖像難以融合，大腦就會抑制斜視眼的圖像傳入，阻止斜視眼工作，導致斜視眼易發展為弱視。遮蓋療法是遮蓋正常眼，讓斜視眼獨立工作，從而提高斜視眼的視功能，並刺激控制斜視眼的大腦區域，鍛鍊大腦的融合能力。

> **眼科專家課堂**
>
> **遮蓋療法有哪些注意事項？**
>
> 使用遮蓋療法要嚴格規定遮蓋時間並定期複查。具體時間因孩子的年齡不同而異，必須在醫生指導下執行，以防健康眼產生遮蓋性弱視。如果用遮蓋療法訓練3個月後，斜視眼的視力沒有任何變化，則不宜繼續使用；如果有效，就應該繼續遮蓋。何時停止使用遮蓋療法，也要遵照醫生的指導。

☀ 讓孩子開心戴上眼罩

為使孩子更容易接受眼罩，可以購買印有不同趣味圖案的眼貼，用可愛卡通形象貼布縫製的眼罩或在眼罩上繪製孩子喜歡的圖案，還可以給玩具們也戴上小眼罩，與孩子一起做遊戲。在健康眼被遮蓋後，要有意識地讓孩子用患眼觀察注視細小目標，如畫畫、穿針、數豆子等，每天堅持10~30分鐘，以鍛鍊斜視眼，提高視力和注視能力。還可以在音

樂聲中，戴上眼罩做搖擺遊戲、交叉運動遊戲、遠近移動遊戲等，讓孩子感覺戴眼罩是一件有趣的事情，同時促進大腦來幫助眼肌放鬆。

配鏡矯正斜視的屈光不正

斜視眼往往伴有屈光不正，配鏡是治療斜視最重要的方法之一。

☀ 有屈光不正的斜視兒童需戴眼鏡矯正

兒童無論患有何種斜視，都要先進行充分的睫狀肌麻痺後驗光，檢查屈光不正，並予以矯正。內斜視患者的遠視性屈光不正、外斜視患者的近視性屈光不正應該全部矯正。還可以用三稜鏡矯正斜視，刺激改善眼位。此外，斜視兒童常伴隨不同程度的弱視，也需要戴眼鏡進行矯正訓練。

☀ 兒童斜視需要遵照醫生指示「定期驗光」

一般戴眼鏡 3 個月後需要複診，進行斜視狀況評估。部分患兒戴眼鏡後，斜視可以完全矯正或部分改善。

1. 完全屈光調節性內斜視，可以透過佩戴遠視眼鏡矯正全部內斜視。
2. 部分屈光調節性內斜視，矯正屈光因素後，戴眼鏡斜視度明顯減小。
3. 間歇性外斜視合併近視的兒童，看近時外斜視明顯，佩戴近視眼鏡後雖然不能治癒斜視，但部分兒童看近時的外斜視明顯減小，或使眼位控制得到改善，有利於保護雙眼視覺功能。

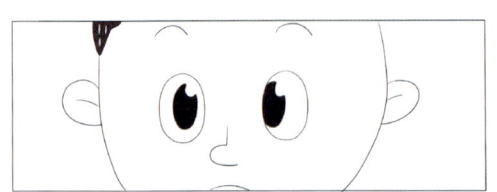

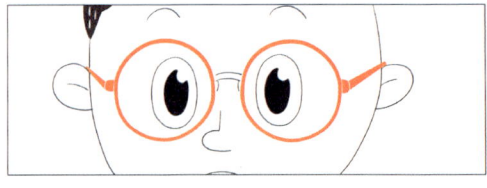

屈光調節性內斜視戴眼鏡後正位

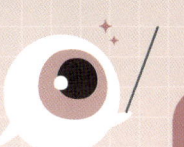

專題：色盲和色弱是怎麼回事？

　　色盲和色弱統稱為色覺障礙。真正的色盲很少見，色弱比較多見，雖然不會致盲、致殘，但會降低生活品質，在當兵入伍、升學、就業以及生活出行上，也會受到極大限制。

色盲：不能辨別色彩

　　色盲者，不能辨別某些顏色或全部顏色。色盲分為全色盲和部分色盲（紅色盲、綠色盲、藍黃色盲等）。大部分的色盲者只是一種顏色分辨不出，而全色盲者的世界是黑白的。

① 紅色盲

即第一色盲，患者不能分辨紅色、紫色、藍色、紫紅色、深綠色。會把綠色看成黃色，紫色當成藍色，綠色、藍色混為白色。

② 綠色盲

也稱第二色盲，這類人會把綠色看成灰色系，不能分辨淡綠色與深紅色、紫紅色與灰色、紫色與青藍色。

③ 藍黃色盲

也稱第三色盲，患者不能區分藍色和黃色。

　　大部分色盲來自基因遺傳，男性患遺傳性色盲的機率更高，預防先天性色覺異常的有效方法：避免近親結婚和婚前調查對方家族遺傳病史。除了遺傳基因的影響外，部分疾病如帕金森氏症等也可能造成眼部病變而出現色盲。此外，隨著年齡的增加，視網膜與視神經退化產生黃斑病變，也會造成辨色困難甚至色盲。

色弱：辨別顏色的能力較弱

　　色弱也屬於色盲的狀況之一，比色盲的表現程度輕。區別在於色弱

仍具有辨色能力、色盲則沒有。色弱包括全色弱和部分色弱（紅色弱、綠色弱、藍黃色弱等）。色弱者雖然能看到正常人所看到的顏色，但辨認顏色的能力遲鈍或很差，有些在光線較暗時幾乎和色盲表現相似。

色盲、色弱測試

　　色盲和色弱的檢查大多採用主覺檢查，一般在較明亮的自然光線下進行，採用假同色圖即色盲本進行檢查。可以使用下方快速自檢圖在家自測，如果不能準確辨別，就要到醫院進一步檢查以確定有無色覺異常。

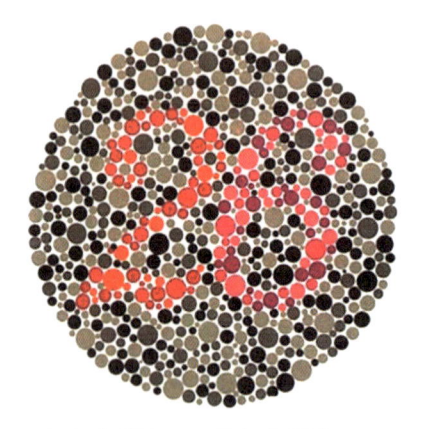

紅色盲讀出 6，綠色盲讀出 2，
紅綠色弱者及正常者讀出 26

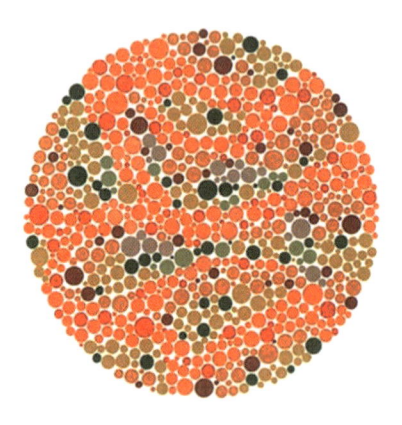

色盲者讀出 5，正常者讀不出

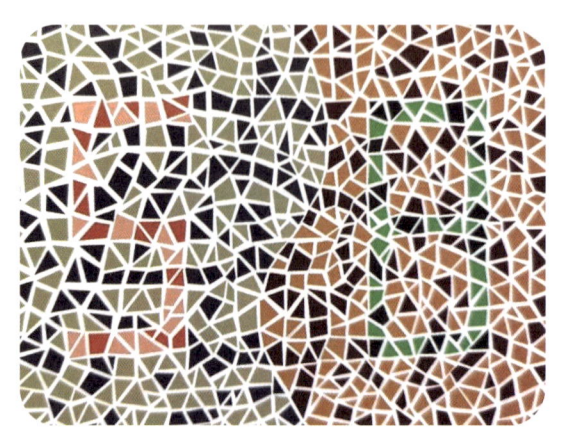

正常者讀出 58

附錄

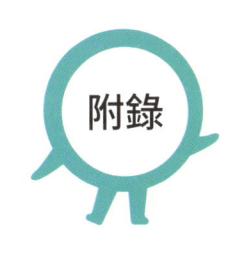

眼部保健操

　　眼部保健操主要依靠按摩與眼部疾病相關的穴位來刺激血液循環，達到眼部保健的作用。臨床研究表明，做眼部保健操可以減少眼肌調節遲滯，改善視覺疲勞，使用正確的方法做眼部保健操對近視眼的控制有積極作用。讓我們一起來學習如何正確做眼部保健操吧！

眼部保健操步驟圖

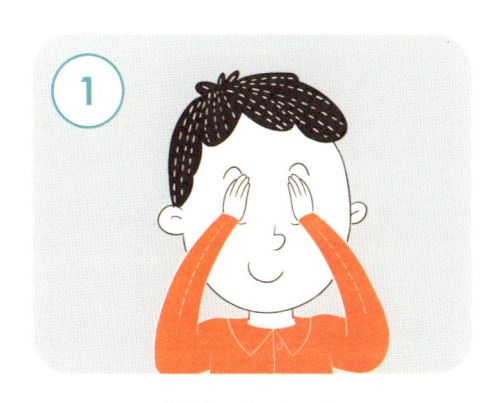

1. 按揉攢竹穴

雙手大拇指的螺紋面分別在兩側眉毛內側邊緣凹陷處穴位上，指尖抵在前額上，有節奏地按揉穴位，每拍一圈，做四個八拍。

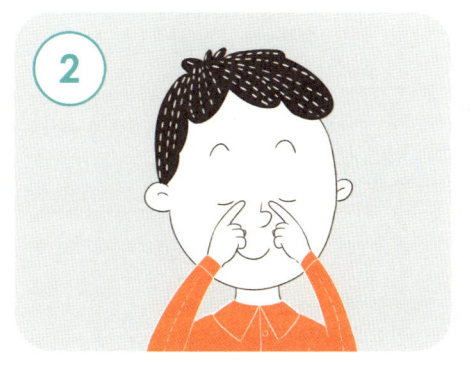

2. 按壓睛明穴

雙手食指的螺紋面分別按在兩側睛明穴上（內框眼角內側半個手指處），其餘手指握起，呈空心拳狀，有節奏地上下按壓穴位，每拍一次，做四個八拍。

3 按揉四白穴

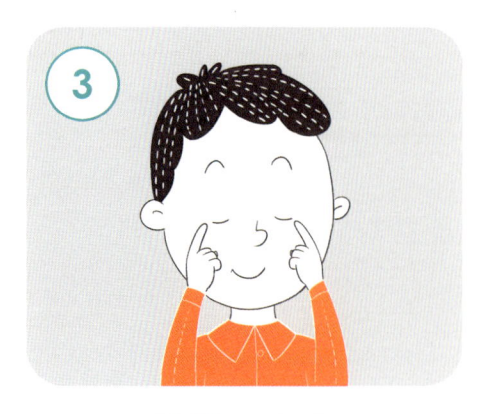

先把左、右食指和中指併攏對齊，分別按壓在鼻翼上緣兩側，然後食指不動，中指和其他手指縮回呈握拳狀，大拇指抵在下頜凹陷處，有節奏地按揉穴位，每拍一圈，做四個八拍。

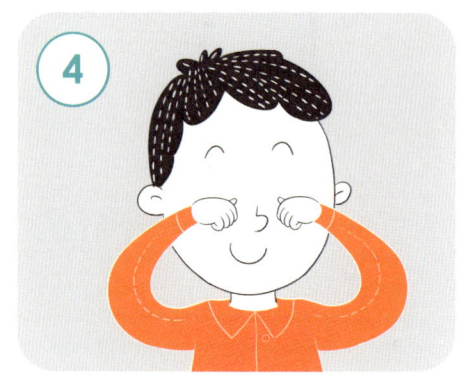

4 按揉太陽穴，刮上眼眶

用雙手大拇指的螺紋面分別按在兩側太陽穴上，用大拇指按揉太陽穴，每拍一圈，揉四圈。然後大拇指不動，用雙手食指的第二個關節內側，稍加用力從眉頭刮至眉梢，兩拍刮一次，連刮兩次。如此交替，做四個八拍。

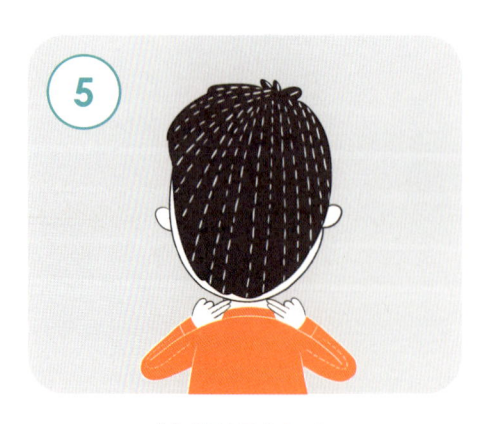

5 按揉風池穴

用雙手食指和中指的螺紋面分別按在兩側穴位上（後頸部，後頭骨下，兩條大筋外緣陷窩中，相當於耳垂齊平），有節奏地按揉穴位，每拍一圈，做四個八拍。

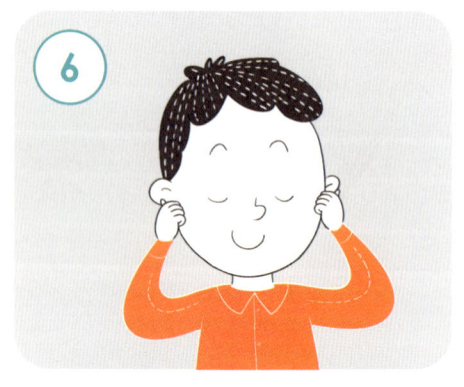

6 揉捏耳垂，腳趾抓地

用雙手大拇指和食指的螺紋面捏住耳垂正中的眼穴，有節奏地揉捏穴位，同時用雙腳全部腳趾做抓地運動，每拍一次，做四個八拍。